# Die Angst

## VOR ABLEHNUNG

Hauptursache für (fast) alle Probleme

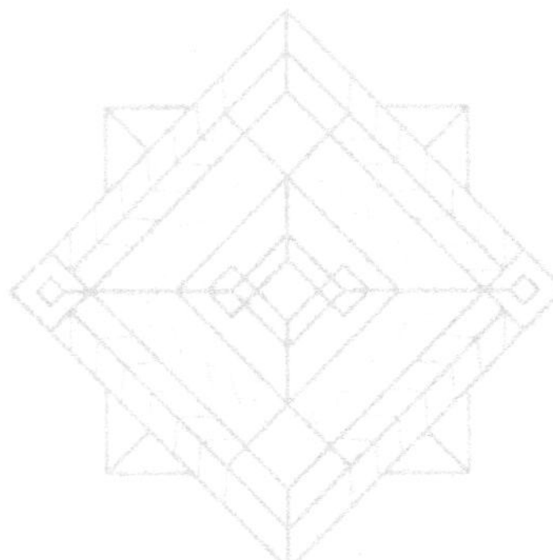

2. Auflage



Ferienpark 90 · 57482 Wenden

info@sieglinde-kloer.de

www.sieglinde-mentaltraining.de

Bild Herz und Zeichnungen: Theresia Illguth

ISBN 978-3-00-066816-6

# INHALT

# VORWORT

Träumst auch du davon

... ein großartiges Leben zu führen?

... wirklich glücklich zu sein?

... die Welt zu einem besseren Ort zu machen?

Dann ist dieses Buch genau richtig für dich. Auch ich stand an einem ähnlichen Punkt in meinem Leben: Ich wollte glücklich und leicht leben.

Denke neu, das ist es, was du wirklich verstehen musst. Denn, deine Gedanken erschaffen dein Glück und deine Realität.

Das hast du sicher auch schon mal gehört. Aber weißt du, was es wirklich bedeutet?

Die meisten Menschen wissen es nicht. So ging es mir lange Zeit auch. Mich haben in den letzten 20 Jahren viele Ausbildungen und Seminare begleitet. Gerne gebe ich dir hier meine Erfahrungen und Erkenntnisse weiter.

Wenn du dieses Buch gelesen und damit gearbeitet hast, und du solltest immer wieder damit arbeiten, dann hast du alle Möglichkeiten, ein großartiges Leben zu führen. So will es das Gesetz.

Welches Gesetz, wirst du jetzt fragen.

Das Gesetz der Anziehung, das Gesetz der Resonanz.

Auch hierüber wird viel erzählt. Du kennst sicher Situationen wie diese: Du denkst an einen Freund oder ein Familienmitglied, und in diesem Moment klingelt dein Telefon, und wen hast du da am Hörer: genau diesen Menschen, an den du in diesem Moment gedacht hast. Und du denkst und sagst: „So ein Zufall, ich habe gerade an dich gedacht". Es ist kein Zufall, sondern das Gesetz der Anziehung. Es kommt nun darauf an, es wirklich anzuwenden. Und mit diesem Ratgeber wirst du in der Lage sein, dies zu tun. Ich wünsche dir jetzt viel Freude mit meinen Anleitungen – sei glücklich, denn du bist ein ganz besonderer Mensch und du hast es verdient, glücklich zu sein.

# MEINE GESCHICHTE

Ich bin Sieglinde Klör, geb. 1955, seit über 40 Jahren glücklich verheiratet, 2 Kinder, 2 Schwiegerkinder und 2 Enkelkinder. Eine glückliche Familie.

Diese glückliche Familie waren wir nicht immer. Aber wir haben es hinbekommen, mit dem Wissen, das ich mir angeeignet habe, das Glück wieder zu finden und das Leben zu genießen.

Ich unterstütze seit mehr als 15 Jahren Menschen dabei, Klarheit und Harmonie in ihre Beziehungen zu bringen. Damit sie wieder glückliche Beziehungen leben und auch Erfolg in ihrem Job oder mit ihrem Business haben.

Und es geht um alle Beziehungen in unserem Leben. Die Beziehungen zu unseren Eltern, Geschwistern, Kindern, Partnern/innen, Verwandten, Kollegen, Chefs, Nachbarn, Freunden usw. Glücklich zu sein bedeutet auch, glückliche Beziehungen leben zu können. Aber sich ALLEIN glücklich zu fühlen, ist das erste Ziel, erst dann kommen die Außen-Beziehungen dazu.

Ich lebe heute mit absoluter Klarheit und Harmonie, aber das war in meinem Leben auch nicht immer so.

Damit du ein Gespür dafür bekommst, was auch dich vielleicht in deinem Leben behindert und blockiert, möchte ich dir ganz kurz eine Geschichte aus meinem Leben erzählen, die gravierend für mich war:

Ich habe mich Mitte 40 an einem Punkt befunden, an dem nichts mehr ging. Ich war voller Ängste, absolut überfordert, gestresst, versuchte immer perfekt zu sein, keine Schwäche zu zeigen und war oft auch unendlich traurig. Hier wurde ich vom Leben gezwungen, genauer hinzuschauen.

Nach außen hatte ich alles voll im Griff, aber innen sah es anders aus.

Das Leben fühlte sich an, wie unter einer Glocke.

Ich bin dann in einem Seminar dem traumatischen Erlebnis, welches für mich ursächlich war, auf die Spur gekommen:

Ich möchte das kurz anreißen, damit du eine Vorstellung davon bekommst, was im Unterbewusstsein gespeicherte Erinnerungen, mit uns machen.

*„Mein Vater ist sehr früh verstorben, ich war zu diesem Zeitpunkt 14 Jahre alt. Ich erinnere mich genau an diesen Montagmorgen. Meine Mutter und ich stehen um 5 Uhr früh im Schlafzimmer, in dem mein Vater gerade gestorben ist. Ich stehe vollkommen unter Schock. Meine Mutter sagt voller Verzweiflung den Satz: „Wie kannst du mich mit 5 Kindern allein lassen“. Dieser Satz brennt sich in meine Seele. Ich höre und sehe diese Hilflosigkeit meiner Mutter. Ich habe 4 Brüder, einer älter und 3 jünger*

*als ich. Ab diesem Zeitpunkt übernehme ich sehr viele Aufgaben in der Familie. Ich sorge mich um alles. Ich bin in eine Verantwortung hineingewachsen, die normalerweise ein Elternteil übernimmt, aber kein Kind. Ich stehe als Partner neben meiner Mutter. Ich habe das sehr gerne und auch gut gemacht.*

*Meine Mutter war mir sehr dankbar für meine Hilfe. Aber, ich stand am falschen Platz, auf der falschen Ebene."*

Und so ist es immer weiter gegangen, ich fühlte mich immer für die ganze Familie verantwortlich.

Ich habe das in meine eigene Familie mitgenommen. Diese Verantwortung habe ich nicht losgelassen. Obwohl das möglich gewesen wäre. Meine Mutter kam später sehr gut allein zurecht und meine Brüder waren inzwischen erwachsen. Da mir dies aber nicht bewusst war, konnte ich nicht loslassen. Diese Angst und Überforderung, dieser Stress, den ich immer wieder fühlte, war eine Speicherung in meinem Unterbewusstsein.

Hier war abgespeichert: „Du bist mitverantwortlich", „Du musst dich kümmern".

Und natürlich eine unendliche Traurigkeit.

Wir haben nach dem Tod unseres Vaters alle nicht getrauert, denn wir wollten leben, wir wollten einfach nur leben. Die Jahre bis hierher waren von Krankheiten, Entbehrungen, Angst und Streit geprägt.

Ich hatte also diese Anforderung an mich, für alles

verantwortlich zu sein, für alles und jeden in der Familie.

Ich erlaubte mir nicht, „mit Leichtigkeit und Freude zu leben“. Stattdessen fühlte ich Traurigkeit und Frust. Absolut frustriert zu sein, weil ich nicht das Leben führte, das ich mir gewünscht hatte.

In meinen Ausbildungen und Seminaren, bin ich dann dieser Ursache und vielen weiteren auf die Spur gekommen und habe loslassen und Verantwortung abgeben können.

Die Traurigkeit wurde aufgelöst, indem die Trauer erst einmal zugelassen und dann, Stück für Stück, in Freude verwandelt wurde.

Nun war ein Leben in Leichtigkeit und Freude für mich möglich. Vielleicht erkennst du dich an dem einen oder anderen Punkt wieder.

Diese Möglichkeiten haben mich so beindruckt, dass ich aus all diesen Tools meine eigene Transformationsmethode entwickelt habe. Und in diesem Ratgeber gebe ich dir einen kleinen Einblick hinter die Kulissen.

Ich glaube, fast jeder Mensch hat Ängste und traumatische Erlebnisse durchlebt, die ihm nicht bewusst sind. Abspeicherungen im Unterbewusstsein, die nicht hervorgeholt werden, aber immer weiter unser Leben beeinflussen.

**Was ich denke:**

Ich bin davon überzeugt, dass nicht verarbeitete Erlebnisse und festgehaltene Emotionen und dadurch gespeicherte Informationen in unserem Unterbewusstsein bzw. unseren Zellen, die Ursache von allem sind, was uns behindert und schwächt. Besonders unsere Beziehungen, die Partnerschaft oder die Familie, sind hier betroffen.

Der Kern jedes Symptoms, jeder Krankheit, aber auch jeder Beziehung, die wir als negativ erleben, sind abgespeicherte Informationen früherer Erlebnisse, die wir immer wieder durchleben, wenn wir ähnlichen Situationen begegnen und die gleichen Emotionen empfinden.

Es sind die immer wiederkehrenden Momente, wie der Blick unseres Partners oder der Anruf unserer Mutter, der Ärger über unseren Chef oder die Kollegen usw., die an Erlebnisse aus der frühen Kindheit anknüpfen. Und wir reagieren immer wieder auf die gleichen Signale.

**Was Leben für mich bedeutet:**

**Ich glaube,**

- dass unsere Seele sich die Familie, in die sie hineingeboren werden will, bewusst aussucht, um genau die Plattform zu haben, die sie braucht, um ganz bestimmte Erfahrungen zu machen.

- dass wir mit unserem Denken und Fühlen unsere Realität selbst erschaffen. Durch das Gesetz der Anziehung, das immer aktiv ist, ob uns dies bewusst ist oder nicht (meist erschaffen wir unbewusst). Deshalb ist es zwingend erforderlich, sich dessen bewusst zu sein, um das richtige Denken und Fühlen zu entwickeln, damit unsere Wünsche Wirklichkeit werden.

- dass es möglich ist, alles loszulassen, was uns hindert, unser Leben zu leben.

**Lass uns mit dem neuen Leben beginnen.**

**Meine Mission:**

Ich habe mir zum Ziel gesetzt, den Menschen, die ein neues Leben, ein Leben im JETZT leben möchten, die Harmonie und Frieden in ihren Beziehungen haben möchten, die glücklich sein wollen, zu zeigen, wie sie diese Informationen von früheren Erlebnissen, die in ihrem Unterbewusstsein abgespeichert sind, und die sie behindern und schwächen, auflösen können.

Damit dann die Möglichkeit besteht, einfach JETZT zu leben, mit Raum für Leichtigkeit und Lebensfreude, ohne schlechtes Gewissen.

Aber nicht jeder möchte aus dem alten Leben raus, in ein neues leichtes Leben rein. Nicht jeder möchte sich mit seinem Unterbewusstsein beschäftigen und alles verändern. Und das ist auch in Ordnung so.

Es ist jetzt deine Entscheidung: Willst du dein Leben verändern? Willst du deine Ängste loslassen? Willst du deine Blockaden lösen? Willst du mit Leichtigkeit leben? Willst du wirklich etwas dafür tun?

**Dann lass uns beginnen, ich bin bereit. Bist auch du bereit?**

# DER BEGINN DEINES WUNDERBAREN LEBENS

Du kommst auf diese Welt: Du kommst voller Begeisterung auf diese Welt. Du hast dir ausgesucht, jetzt auf dieser Welt zu sein. Du kommst mit dem Wissen auf diese Welt, dass du hier auf der Erde etwas Bestimmtes erschaffen kannst, etwas verändern kannst oder auch einfach nur genießen willst.

Du kennst deine Kraft und deine Macht.

Leider kommt jetzt die Erziehung dazwischen.

An erster Stelle deine Eltern, die du dir aber ja selbst ausgesucht hast.

Hier wirst du vielleicht sagen: halt stopp, ich soll mir diese Eltern ausgesucht haben?

Ich glaube das, und wenn du dich dieser Meinung anschließen kannst, ist deine Lebensgeschichte einfacher zu verstehen. Du hast dir diese Eltern, diese Familie ausgesucht, um genau diese Plattform für dein Leben zu haben. Um genau diese Erfahrungen zu machen, die du jetzt gerade machst.

Wenn du dir ein leichtes Leben in einem Elternhaus mit

großer Harmonie und Wohlstand ausgesucht hättest, dann hättest du nicht diese wertvollen Erfahrungen gemacht.

Du wärest ein unbeschriebenes Blatt.

So bist du jetzt ein sehr wertvoller Mensch mit wunderbaren Erfahrungen, die dir und anderen nützlich sind. Du bist wertvoll für deine Familie, für alle Menschen in deiner Umgebung, für diesen Planeten, denn du bist pure Liebe.

Du hast sicher auch schon öfter gehört, dass wir aus Krisen lernen. Und das ist wirklich so, das kann ich aus Erfahrung bestätigen. Ich möchte keine Erfahrung in meinem Leben missen.

Zurück zu deinen Eltern: Sie geben alles an dich weiter, was sie selbst gelernt haben bzw. für gut befinden. Sie haben keine Ausbildung als Eltern durchlaufen, denn diese gibt es nicht. Sie geben weiter, was sie von ihren Eltern, Großeltern, Urgroßeltern usw. erfahren haben bzw. geerbt haben. Daran erkennst du, dass du hier genaue Vorgaben bekommst, die du dir ausgesucht hast.

Du wolltest genau diese Familie, diese Talente, dieses Aussehen, auch diese Schwierigkeiten mitbekommen.

Wenn wir das so erkennen, dann ist es kein Vergessen unserer Macht, sondern das Weitergeben all dieser Eigenschaften und Weiterentwicklungen. Dies ist uns aber nicht bewusst.

Oft haben wir einen großen Widerstand gegen all diese

Vorgaben, besonders in der Zeit des Erwachsenwerdens.

Hier findet eine Orientierung statt. Eine Loslösung.

Damit wir dann auf unseren eigenen Seelenweg kommen. Meist ergibt sich aus dieser Zusammensetzung unserer Familie auch unsere Lebensaufgabe.

Wir führen fort, was andere schon gut gemacht haben. Dann führen wir meist ein sehr zufriedenes Leben mit genauen Vorstellungen.

Sind wir aber im Widerstand zu den Vorgaben, dann suchen wir einen neuen Weg.

Das heißt nicht, dass wir hier nicht richtig sind.

Aber, wir haben den Wunsch, etwas besser oder auch ganz anders zu machen.

Zu erkennen, es könnte einen anderen Weg für unsere Familie geben.

Mehr Frieden zu finden, mehr Miteinander.

Wenn du dich nun veränderst, etwas ganz anders machst, dann veränderst du deine ganze Familie mit.

Es ist nicht immer sofort sichtbar, aber durch dein Denken und Fühlen, deine Energie, deine Frequenz, veränderst du dich und dein Umfeld.

Deshalb kann es sein, dass du genau diese Schwierigkeiten in dieser Familie gesehen und verstanden hast, gefühlt hast, hier kann ich etwas Gutes bewirken.

Möglich ist auch, dass du dich abwendest und deinen Weg alleine gehen möchtest.

Dann ist es sehr wichtig für dich, deinen inneren Frieden zu finden. Zu verstehen und zu vergeben. Vergebung heißt hier nicht, alles gut zu heißen, was geschehen ist. Es bedeutet, die Vergangenheit los zu lassen. Damit du neu beginnen kannst.

Dies ist jetzt sehr einfach ausgedrückt – aber im Grunde ist es genauso einfach.

# FALLBEISPIEL ZUR VERSTECKTEN WUT

Monika (Name geändert), 39 Jahre, verheiratet, 2 Kinder. Nach außen glücklich, perfektes Leben.

Innen sah es anders aus. Sie kam zu mir, weil sie in einer tiefen Traurigkeit lebte und sie konnte nicht sagen, warum. Wir haben gemeinsam geschaut und getestet. Ich arbeite mit meiner eigenen Transformationsmethode um Ursprungsursachen herausauszufinden.

Es stellte sich heraus, dass sich hinter dieser Traurigkeit eine versteckte Wut befand.

Als ich diese Wut ansprach, war sie zuerst sehr erschrocken, denn wütend wollte sie auf keinen Fall sein.

Das erlebe ich übrigens sehr oft, denn wütend zu sein, wird fast immer als schlecht angesehen.

Weiter fanden wir heraus, dass sie einen Konflikt mit ihrem Großvater hatte.

Das Thema hier: Aggression und Gewalt.

Dies war ihr nicht bewusst, bzw. konnte ihr nicht bewusst sein, da sich diese Situation in der Kindheit ihrer Mutter ereignet und die Mutter diese Gefühle auf ihre Tochter übertragen hatte. Was sie aus Erzählungen wusste, war, dass Gewalttätigkeiten ihres Großvaters in der Kindheit ihrer Mutter stattgefunden hatten.

Da ihre Mutter viel Gewalt erfahren hatte, hatte auch sie diese weitergegeben. Aber nicht so heftig, wie einst ihr Großvater.

Nachdem wir diesen Konflikt bei Monika aufgelöst hatten und eine Vergebung für Monika gegenüber ihrer Mutter und auch ihrem Großvater möglich war, fühlte sie sich sehr erleichtert. Sie konnte ihre Gefühle besser einordnen und verstehen.

Es war ihr vorher nicht möglich gewesen, zu beschreiben, warum sie so traurig war.

Nun konnte sie verstehen, was es bedeutet, Gefühle aus der Familie zu übernehmen.

Durch neue positive Gedanken und Gefühle; sie hat die Traurigkeit und auch die Wut mit den Klopfpunkten und Affirmationen einige Monate behandelt, ist sie jetzt wieder eine Frau, die Freude empfinden kann. (Siehe Kapitel 11 und 12) Dem Großvater und auch der Mutter kann sie anders begegnen, leichter kommunizieren und mehr Verständnis entgegen bringen.

Hier möchte ich nochmal anmerken: Vergebung bedeutet nicht, Geschehenes gutzuheißen! Es bedeutet, die Vergangenheit loszulassen, damit sie nicht länger belastet.

Eine unbeschreibliche Erleichterung in ihrem Leben.

## Diese schöne Rückmeldung bekam ich von einer lieben Kundin

Auch hier waren eine Kindheit und Jugend aufzuarbeiten, die nicht leicht waren.

„Heute möchte ich dir noch einmal ganz doll danken. Es ist schon eine ganze Weile her, dass du mit mir die Vergangenheit gelöscht hast. Anfangs habe ich mich gefragt, wie das wohl funktioniert. Denn das Erlebte bleibt ja erlebt. Jedoch habe ich nach ganz kurzer Zeit beschlossen, diese Gedanken auszublenden. Mein Bewusstsein kann das nicht verstehen. Soll es auf anderer Ebene wirken. Bis heute hab ich nicht mehr daran gedacht.

Vor einigen Tagen habe ich ein Buch angefangen, mit dem ich ganz wunderbar arbeiten kann. „Wunderbar“ im wahrsten Sinne.

Heute dann der Geistesblitz.

Meine Vergangenheit IST gelöscht!!!!!

Im Sinne von: Ich erinnere mich an das Erlebte, jedoch hat es keinerlei negativen Aspekte mehr. Ich konnte alle „mir nicht dienlichen“ Emotionen loslassen, fühle mich befreit und leicht. So sehr, dass Glückstränen kullern.

Daran möchte ich dich teilhaben lassen und dir aus tiefstem Herzen danken!!!“ Romy A.

Genauso ist es: Wir erinnern uns selbstverständlich an unsere Vergangenheit, aber sie belastet uns nicht mehr.

# FALLBEISPIEL

# GESCHEITERTE BEZIEHUNGEN

Anna (Name geändert), 45 Jahre, 1 Tochter
Nach der letzten Trennung kam sie zu mir.

Traurig, weil sie mal wieder verlassen wurde. Aber auch wütend auf sich selbst, weil sie es nicht geschafft hatte, diesen Mann zu halten. Ihr Wunsch an mich: ihr zu helfen, diesen Mann wieder zurückzubekommen.

Das konnte ich ihr nicht versprechen.

Ich habe ihr erklärt, dass sie dadurch, dass dieser Mann sie jetzt verlassen hat, und sie aus diesem Grund zu mir gekommen ist, die Möglichkeit hat, ihr Leben zu verändern. Sollte dieser Mann morgen wieder bei ihr einziehen, dann würde sich nichts verändern.

Am Anfang wollte sie diese große Chance natürlich nicht sehen.

Wir haben miteinander gearbeitet, wir haben ihre Geschichte aufgearbeitet.

Ihre Kindheit, in der sie große Verletzungen erlitten hatte. Sie hatte keine Liebe erfahren. Sie wusste nicht, was Liebe wirklich ist. Sie konnte nicht vertrauen.

Sie hat in dieser Zeit unserer gemeinsamen Arbeit gelernt,

sich selbst zu vertrauen und nach einiger Zeit war sie in der Lage, ihren Eltern zu vergeben. Die Opferhaltung aufzugeben und Verantwortung für das eigene Leben zu übernehmen.

Zu erkennen, ich bin ein liebenswerter Mensch, der Liebe annehmen kann.

Der es wert ist, geliebt zu werden. Selbstliebe zu fühlen. Dies waren nun ganz neue Voraussetzungen für eine neue Beziehung.

Es hat eine Weile gedauert, mit sich selbst und der Ursprungsfamilie ins Reine zu kommen. Heute lebt sie eine wunderbare glückliche Beziehung.

Immer wenn ich von ihr höre, geht mir das Herz vor Freude auf.

## Eine weitere Rückmeldung, für die ich mich ganz herzlich bedanke

„Ich bin dir sehr dankbar für deine einfühlsame Begleitung, mit deren Hilfe ich endlich zu verstehen beginne, was mein Unterbewusstsein seit langer Zeit versucht, mir mitzuteilen. Besonders schön finde ich deine berührenden Meditationen, die du jedes Mal an mich und meinen jeweiligen Entwicklungsschritt anpasst, so dass ich durch deine Unterstützung meine Sichtweise auf mein Problem verändern konnte. Die Klopftechnik und die Affirmationen sind hilfreiche Ergänzungen, um damit zu Hause weiterzuarbeiten und das Erarbeitete zu festigen.

Inzwischen sind einige „Knoten geplatzt" – wunderbarerweise haben sich selbst meine Lebensumstände dahingehend verändert, dass mein Problem zukünftig sogar, im übertragenen Sinne, zu einem Vorteil werden kann.

Auch innerhalb meiner Ursprungsfamilie haben sich durch meine Erkenntnisse „Aha-Effekte" ergeben, die die Vergangenheit für uns alle in einem anderen Licht erscheinen lassen und ein neues Verständnis füreinander ermöglichen. Die Veränderung geht weiter – ich werde dranbleiben.

Ich danke dir von Herzen!"

Deine Martina

Kapitel 4

# DER KÖNIGSWEG ZUM „GLÜCKLICH SEIN“

Was brauchst du, um glücklich zu sein?

Vielleicht sind dies deine Wünsche:

- Du wünschst dir Gesundheit.
- Du wünschst dir viel Geld.
- Du wünschst dir Erfolg im Beruf.
- Du wünschst dir eine gute Partnerschaft.
- Du wünschst dir eine eigene Familie.
- Du wünschst dir eine gute Beziehung zur Herkunftsfamilie, zur Schwiegerfamilie.
- Du wünschst dir ein eigenes Haus.
- Du wünschst dir, jedes Jahr in Urlaub zu fahren.
- Du wünschst dir eine gute Figur.
- Du wünschst dir wertvollen Schmuck, elegante Kleidung.
- Du wünschst dir ein neues Auto.
- Du wünschst dir einen Lottogewinn.
- Du wünschst dir echte Freundschaften.
- Du wünschst dir Anerkennung.
- Du wünschst dir, alle Ängste loslassen zu können.
- Du wünschst dir, alle Blockaden und negativen Glaubenssätze loszuwerden.
- Du wünschst dir Liebe.
- Du wünschst dir Bestärkung.
- Du wünschst dir Freude.
- Du wünschst dir Glück.

**Ja, du wünschst dir: glücklich zu sein!**

Mit all den materiellen Wünschen möchten wir uns glücklich fühlen.

Wir glauben, wenn ich dies und jenes habe, dann bin ich glücklich. Dann bin ich am Ziel meiner Wünsche. Die meisten Menschen versuchen, über diese materiellen Dinge Glück zu fühlen.

Du kaufst dir ein neues Kleidungsstück, du buchst einen sündhaft teuren Urlaub, du gehst eine neue Beziehung ein, du spielst Lotto usw.

Kurzfristig fühlst du dich erfüllt. Dies lässt aber sehr schnell wieder nach und du musst nachlegen, weil ein neues Ziel ins Blickfeld kommt.

All dies sind Lückenfüller, die nur kurzfristig wirken. Die meisten Menschen wissen nicht, dass sie wirklich nur Glück und Frieden wollen. Sie denken, dass Geld, Autos, Häuser, Kleidung, Urlaub usw. der richtige Weg sind, um glücklich zu werden und sich erfüllt und erfolgreich zu fühlen. So suchst du materielle Dinge, aber selbst wenn du sie bekommst, wirst du das Glück und den Frieden nicht finden. Du überdeckst all deine Ängste, deine Trauer, deinen Frust, deinen Mangel an Selbstwert mit Äußerlichkeiten.

Nachdem du einen neuen Job hast, dauert es maximal 3 Monate und du fühlst dich genauso unzufrieden wie im alten Job. Das neue Kleidungsstück wandert in den Kleiderschrank zu den anderen Sachen und du suchst das nächste, schönere Kleidungsstück. Und auch das neue schicke Auto hat nach kurzer Zeit seinen Reiz verloren, wenn du nicht wirklich etwas in deinem Bewusstsein, deinem Denken, deiner Sichtweise verändert hast.

Wenn du wirklich glücklich bist, deinen inneren Frieden gefunden hast, wirst du dich über diese äußeren Reize und Dinge freuen, aber du brauchst sie nicht wirklich.

Wir alle brauchen natürlich ein gewisses Einkommen, damit wir leben können, unsere Miete zahlen, unsere Lebensmittel und unsere notwendige Kleidung kaufen können. Das brauchen wir, um ein gutes Leben zu führen. Aber all die Frustkäufe und die Sehnsucht nach Luxusgütern bringen uns nicht das ersehnte Glück.

Es heißt nicht umsonst, Geld allein macht nicht glücklich. Du solltest das Pferd von hinten aufzäumen. Das heißt: Du solltest wirklich zuerst glücklich sein, mit all dem, was du jetzt im Moment bist und hast. Darauf kannst du dann aufbauen.

Ok, du wirst jetzt sagen, ich bin aber nicht glücklich mit dem was ich bin und habe. Was mache ich jetzt?

Jetzt kommen deine Gedanken und Gefühle ins Spiel. Denn die Gedanken und Gefühle sind die Verbindung zu einem glücklichen Leben.

Kapitel
5

# WIE DEINE GEDANKEN DEIN GLÜCK UND DEINE REALITÄT BEEINFLUSSEN!

Die schockierende/wunderbare
Wahrheit über negative Gedanken,
und wie du sie verändern kannst.

Was denkst du den ganzen Tag?

Quantenphysiker haben herausgefunden, dass wir 60.000 Gedanken täglich denken und dazu haben wir entsprechende Gefühle. 3 % der Gedanken sind aufbauende Gedanken.

Hättest du das gedacht? Dass sind immerhin noch 1800 positive Gedanken.

Die Stimme in unserem Kopf ist ständig da. Es gibt kaum eine Unterbrechung. Dies ist uns aber nicht bewusst.

Was sind deine vorherrschenden Gedanken im täglichen Leben?

- Das Leben ist kein Ponyhof – das Leben ist schwer.
- Ich muss hart arbeiten, um überleben zu können.
- Ich werde keinen besseren Job finden.

- Ich werde nie aus meinen Schulden herauskommen.
- Ich werde leicht krank.
- Es ist so schwer, abzunehmen.
- Es ist noch schwerer, mein Wunschgewicht zu halten.
- Ich werde meine/n Traumpartner/in nicht finden.
- Ich werde sicher auch mal diese oder jene schwere Erkrankung bekommen.

Dazu kommen die vielen Bewertungen, die wir über die Menschen und Situationen in unserer Umgebung denken. Kommt dir das bekannt vor?

Glaubenssätze, die wir mit uns herumtragen.

Wir glauben wirklich daran und wundern uns, dass die Dinge in unserem Leben nicht so laufen, wie wir es gerne hätten. Jetzt stell dir mal vor, du hättest andere Glaubenssätze, an die du wirklich glauben könntest.

- Das Leben ist leicht.
- Ich finde meine/n Traumpartner/in mit Leichtigkeit.
- Den perfekten Job ziehe ich an.
- Mit den richtigen Gedanken und Gefühlen erreiche ich mein Wunschgewicht.
- Ich bin zu 100 % gesund und werde es bleiben.
- Ich lebe in einer wunderbaren Partnerschaft und bin glücklich.
- Ich habe immer genug Geld.
- Ich habe immer mehr Geld, als ich benötige.

- Ich habe es verdient, viel Geld auf meinem Konto zu haben.
- Ich habe Liebe, Wohlstand und Erfolg verdient.

Wenn du so denkst und sprichst, wie fühlst du dich dann?

Kann es sein, dass du dich etwas erleichtert fühlst? Vielleicht sogar mit freudiger Erwartung, dass dies wahr sein könnte?

Was willst du in deinem Leben erschaffen?

Die meisten Menschen wollen die gleichen Dinge. Finanzielle Freiheit, Gesundheit, eine glückliche Beziehung, sich sicher fühlen und so weiter.

Wenn du nun an all diese Dinge denkst, die du willst, und dich dann fragst, warum du sie willst, wirst du Freude, Glück, Frieden und ein Gefühl der tiefen Liebe und Wertschätzung fühlen.

Im Grund wollen wir immer positive Gedanken und Emotionen. Wir denken, dass all die Dinge oder Situationen uns diese Emotionen liefern werden.

Das ist aber nicht so. Um nun all dies zu bekommen, einschließlich der positiven Gefühle, gehen wir jetzt einen Schritt weiter zu deinen Gedanken und Erfahrungen, die daraus entstehen.

Gedanken sind die Sprache des Gehirns.

Gefühle sind die Sprache des Herzens.

Durch immer gleiche Gedanken treffen wir gleiche Entscheidungen, haben gleiche Verhaltensweisen und machen dadurch gleiche Erfahrungen.

Deine Gefühle entstehen durch deine Gedanken und Erfahrungen.

Bei allem was du denkst und tust, fühlst du etwas.

Meistens sind es bekannte Gefühle. Gefühle, die du schon oft gefühlt hast.

Die dir sehr bekannt sind.

Meist sind diese bekannten Gefühle negative Gefühle.

Alles Negative nehmen wir bewusster war. Denn es schmerzt. Alles Positive akzeptieren wir sofort, nehmen wir an. Denn es ist ja angenehm.

Wir geben diesem positiven Gefühl nicht so viel Beachtung. Leider ist das so.

Das hast du sicherlich schon öfter beobachtet, dass alles, was nicht funktioniert, dir sofort auffällt. Du beobachtest dich mit deinen Gedanken.

- Schon wieder so ein Mist.
- Schon wieder passiert mir das Gleiche.
- Schon wieder habe ich versagt.
- Schon wieder ist ein anderer schneller als ich.
- Schon wieder werde ich nicht beachtet.
- Schon wieder werde ich krank.
- Schon wieder werde ich verlassen.

Du fühlst dich hierbei als absoluter Versager und wirst körperlich immer kleiner. Denn bei diesen Gedanken ziehst du meist den Kopf ein bzw. lässt ihn hängen.

Deine Schultern hängen, deine Schritte werden kleiner.

Du spürst es körperlich.

Selten beobachtest du deine positiven Erfolge genauso.

Oder?

Wenn du nun aber dies denkst:

- Das habe ich aber gut hin bekommen.
- Das hat gut funktioniert.
- Da habe ich aber mal wieder alles richtig gemacht.
- Da war ich aber wieder mal richtig gut.
- Ich werde geliebt. Das fühlt sich aber gut an.
- Gesundheit steht immer auf meiner Seite.

Damit wirst du größer. Du fühlst dich erhaben – auch körperlich. Deine Schultern sind gerade, dein Kopf aufrecht. Dein Lächeln breit.

All diese Gedanken ziehen neue Gedanken an.

Deshalb solltest du darauf achten, die positive Erfahrungen mehr zu beachten, damit dies weiter wachsen kann. Dann haben die negativen Gedanken fast keine Möglichkeit mehr zu wachsen. Auch körperlich kannst du dich bewusst auf Positives trainieren.

Gehe aufrecht, hebe deine Schultern und deinen Kopf bewusst hoch.

Mache größere Schritte, setze ein Lächeln auf. Mach das mehrmals täglich und du spürst die Energie, die sich in dir verändert.

Gehe auch gerne vor einen Spiegel, schau dir in die Augen und lächle dich selbst an. Wenn es dir möglich ist, sag deinem Spiegelbild:

- ich liebe dich
- du siehst echt toll aus, du bist großartig

Verändere die Sätze
in: -

- ich liebe mich
- ich sehe echt toll aus
- ich bin großartig

Ich weiß, das ist für dich und fast alle Menschen eine Herausforderung, denn deine Situation, deine Selbstliebe, ist zurzeit sicherlich eine andere.

Mach es trotzdem täglich. Du wirst eine andere Einstellung zu dir finden.

Was wäre, wenn du keine Angst vor deinem Spiegelbild hättest?

Was wäre, wenn du keine Angst vor Ablehnung hättest? Wenn du dir selbst jede Anerkennung geben könntest und dies auch tun würdest?

Bei jeder Entscheidung, bei jeder Veränderung haben wir Angst, andere könnten uns verurteilen, für das, was wir sind und tun.

Horch in dich rein, was sagt deine innere Stimme? Wie verurteilend gehst du mit dir um?

Hier sind einige positive Affirmationen für dich, schau mal was sie mit dir machen. Was sagt deine innere Stimme, wenn du wirklich versuchst, dies zu glauben?

- Ich erkenne mich an.
- Ich respektiere mich.
- Ich bestärke mich.
- Ich finde Bestärkung in mir.
- Ich bin frei von der Anerkennung anderer.

Nur wenn du dich selbst respektierst und anerkennst, kann dein Umfeld dir dies auch geben.

Aber du bist dann nicht mehr darauf angewiesen. Wenn du dich selbst anerkennst, bist du frei von der Anerkennung anderer.

Schau dir gerne Kapitel 12.3 an – Angst in Mut verwandeln. Egal womit du anfängst, ob mit deinem Körper oder mit deinen Gedanken. Du veränderst deine Energie sofort.

Du solltest eine Vision deiner Zukunft mit positiven Emotionen haben. Was also willst du wirklich – mach dich an die Arbeit, sonst bleibt alles, wie es ist.

Du wartest nicht auf Gesundheit, um dich ganz zu fühlen. Du wartest nicht auf eine neue Beziehung, um Liebe und Glück zu fühlen.

Du wartest nicht auf Erfolg, um dich mächtig zu fühlen.

Das ist das alte Modell von Ursache und Wirkung.

Du musst dich ermächtigt fühlen, um Erfolg zu haben. Du musst das Leben lieben, um dich selbst zu lieben, um Liebe zu erleben.

Du musst dir Anerkennung schenken, damit du frei von der Anerkennung anderer bist.

Du kannst es auch so ausdrücken:

Ich lebe mein Leben, als ob meine Gebete schon erhört worden wären.

Dann fühlst du dich schon am Ziel.

Was würdest du dann tun

Ja genau, das Leben ist Freude, reine Freude.

Du würdest dasitzen und lächeln, voller Freude.

Es ist so ähnlich, wie rückwärts leben.

Kapitel
6

# WIE DU DEINEN AUTOPILOT IM DENKEN VERÄNDERST

Laufen deine Gedanken und Gefühle auch auf Autopilot?

Es läuft immer das Gleiche ab, Tag für Tag.

Der Beginn deines Tages mit den gleichen Gedanken, deine Fahrt zur Arbeit, deine Termine, dein Stress mit dem Chef, dein Stress mit der Familie, auch hier denkst du immer das Gleiche – beobachte dich einfach mal einen Moment – was denkst du wirklich? Ist dir dies bewusst?

Bist du hier auf einer 4-spurigen Autobahn des Denkens unterwegs?

Kennst du diese oder eine ähnliche Situation:

Du fährst morgens zur Arbeit. Du nimmst immer den gleichen Weg, du fährst automatisch, ohne darüber nachzudenken. Du kennst die Abzweigungen, die Ampeln, die Blitzer usw.

Deine Gedanken sind nicht bei dieser Fahrt.

Du denkst in dieser Zeit darüber nach, was dich am Arbeitsplatz erwartet. Welche Termine du hast. An den Streit mit deinen Kollegen, ob der Chef heute besser gelaunt ist. An das Streitgespräch mit deiner/m Partner/in.

Du spinnst dir die Kommunikation zusammen, die du im nächsten Meeting brauchst, wie du am besten auf die Angriffe deiner Kollegen oder deines Chefs reagieren kannst.

Du planst in Gedanken deine Rechtfertigung gegenüber deiner/s Partner/in, da du wahrscheinlich wieder zu spät nach Hause kommst.

Das ist Autopilot. Die Fahrt zur Arbeit, genauso wie diese Gedanken und Selbstgespräche.

Es ist dir nicht bewusst, dass du nicht im HIER und JETZT unterwegs bist.

Du siehst nicht wirklich die Straße, auf der du unterwegs bist, du nimmst nicht wahr, wer neben dir an der Ampel steht, du siehst nicht die blühenden Bäume oder Blumen am Wegesrand. Plötzlich fährst du auf den Parkplatz und denkst, das war aber eine kurze Fahrt, denn auch die Zeit hast du nicht wahrgenommen.

Stoppe nun in diesem Moment deine Gedanken, sei ganz präsent und wähle ganz bewusst einen neuen Gedanken, sinnvoll wäre hier ein positiver Gedanke. Zum Beispiel: Atme einmal tief durch, spüre deinen Körper und denke: Ich freue mich auf diesen Tag, was auch immer er mir bringen mag, ich mache das Beste daraus. Du fühlst in diesem Moment etwas mehr Freude, als Sorge oder

Angst. Sobald du die Freude fühlen kannst, ist die Angst nicht mehr da.

Es ist zwar nur für diesen Augenblick, denn die Angst kehrt zurück, aber du kannst es wiederholen, immer und immer wieder.

Durch diese kleine, bewusste Unterbrechung deiner Gedanken und das Denken eines neuen bewussten Gedankens und das Fühlen einer anderen Emotion, legst du in diesem Moment in deinem Gehirn eine neue Gedankenverbindung an.

Es wird eine neue neuronale Bahn angelegt.

Sie ist noch sehr schmal – noch keine 4-spurige Autobahn, eher ein kleiner Trampelpfad, der genutzt werden muss, damit er nicht wieder verschwindet. Diese neue Gedankenverbindung gilt es zu stärken, zu befeuern; vorausgesetzt, es ist ein Gedanke, der dir gefällt und dir nützlich ist. Also solltest du neue, dir nützliche, gute Gedanken zu neuen Gedankenverbindungen im Gehirn machen und befeuern. Stark machen.

**Übung:**
Du hast jetzt eine Vorstellung davon, wie es funktioniert. Also schreib dir erst einmal auf, was du denken willst, was nützlich für dich wäre, was dir Freude machen könnte. Und dann denke diese Gedanken so oft du magst. Mach dir mehrere Zettel mit diesen neuen Gedanken, die du dir ausgesucht hast.

Mach dir bewusst, dies hat eine unglaubliche Wirkung, denn deine Gedanken erschaffen deine Realität. Das Denken macht 99 % aus. Deine Handlungen nur 1 %.

Lege einen Zettel neben dein Bett – für morgens, sofort nach dem Aufwachen und für abends, als letzten Gedanken. Klebe dir einen Zettel an den Badezimmerspiegel. Lege dir einen Zettel ins Auto, so dass du ihn immer wieder siehst.

Lege dir einen in deinen Geldbeutel, damit du erinnert wirst, sobald du ihn öffnest.

Es wird sich etwas in deinem Leben verändern. Durch deine neuen Gedanken wirst du automatisch zu neuen Handlungen geführt.

Es könnten 4-spurige Autobahnen in deinem Gehirn daraus entstehen, die dir das bringen, was du dir wünschst.

**Beispiele für positive Glaubenssätze:**

Ich fühle mich voller Energie, voller Freude
Alles was mir heute begegnet, wird sich zu meinem Besten entwickeln.

- Ich bin ruhig und gelassen.
- Ich habe immer mehr Geld, als ich brauche.
- Ich erfreue mich wunderbarer Gesundheit.
- Ich bin gesegnet vom Leben.
- Ich liebe und akzeptiere mich so, wie ich bin.

- Ich lasse in allen Bereichen meines Lebens positive Veränderungen zu.

Füge hinzu, was immer dir gefällt.

Glaube daran, dass es möglich ist. Du brauchst nicht zu wissen, wie es geschieht.

Glaube daran und gehe in eine Erwartungshaltung.

Es werden Wunder auf dich zukommen. Erwarte sie.

„Alles was der Geist des Menschen sich vorstellen kann und daran glauben kann, kann er erreichen.“

*Napoleon Hill*

Kapitel
7

# WERTVOLLE ÜBUNGEN ZUR DANKBARKEIT & MORGENROUTINE

Hier bekommst du wichtige Werkzeuge, die dir helfen, deine Gedanken und Gewohnheiten in die richtige Richtung zu lenken.

1. Dankbarkeit
2. Die wichtigsten Menschen in deinem Leben
3. Wie du deinen Tag beginnst und deinen Tag beendest
4. Dein Bewusstsein für deine Gesundheit

**Dankbarkeitsübung:**
Sei dankbar für alles, was du in deinem Leben hast.

Die Dankbarkeit ist der Türöffner, um glücklich zu werden. Mach dir eine Liste, wofür du in deinem Leben dankbar bist. Schreib es wirklich auf, denn Gedanken sind flüchtig. Schreiben ist magisch. Wenn du magst, lege dir ein kleines Dankbarkeitsbuch an. Das kann ich dir sehr empfehlen. Vielleicht denkst du jetzt, es gibt absolut nichts in meinem Leben, wofür ich dankbar bin. Du fühlst dich unglücklich, nicht gesund, fühlst den Mangel an allen Ecken in deinem Leben.

Und wenn es nur das Kopfkissen ist, auf das du deinen Kopf am Abend legst.

Sei dafür dankbar.

Nimm dir dann dein Dankbarkeitsbuch und überlege, ob es nicht doch einige Menschen, Dinge und Situationen in deinem Leben gibt, für die du dankbar sein könntest.

Im besten Fall sieht deine Liste folgendermaßen aus:

- Ich bin dankbar für meine Gesundheit.- Ich bin dankbar für meine Familie, meine/n Mann/Frau, meine Kinder.
- Ich bin unendlich dankbar, in dieser Familie zu leben, geliebt zu werden.
- Ich bin dankbar für unser/e wunderschöne/s Haus/Wohnung.
- Ich bin dankbar für meine Arbeit.
- Ich bin dankbar, nette Kollegen zu haben.
- Ich bin dankbar, einen guten Chef zu haben.
- Ich bin dankbar für meine Nachbarn.
- Ich bin dankbar für die Vögel, die ich jeden Morgen zwitschern höre.
- Ich bin dankbar für mein Bett, in dem ich jede Nacht so gut schlafe.
- Ich bin dankbar für den Kaffee am Nachmittag.- Ich bin dankbar, in der Sonne zu sitzen und die Wärme zu genießen.
- Ich bin dankbar für mein Leben.

Durch diese Dankbarkeit, diese wunderbaren Gedanken, bekommst du jeden Tag mehr Möglichkeiten, dankbar zu sein. Du richtest deine Aufmerksamkeit auf Menschen und Dinge, für die du dankbar bist.

Es werden immer mehr. Das ist auch das Gesetz der Anziehung. Du aktivierst es mit diesen Gedanken.

Lies dir diese Liste jeden Tag durch und erweitere sie.

Bis heute hast du sicherlich mehr darüber nachgedacht, was dir alles fehlt.

Und ist dir dabei aufgefallen, dass dies immer mehr wurde? Immer mehr Mangeldenken, immer schlechtere Laune, immer mehr Menschen, die dich triggern, die dich wütend machen.

Kehre es um und gehe in die Dankbarkeit, denn das ist der Türöffner für mehr. Diese Dankbarkeit solltest du fühlen können, tief in deinem Herzen.

## Die wichtigsten Menschen in deinem Leben

Wie du die wichtigsten Menschen in deinem Leben in einem anderen Licht sehen könntest!

Was denkst du über die wichtigsten Menschen in deinem Leben?

Nimm dir für jeden Menschen in deinem Leben, den du liebst bzw. der in deiner unmittelbaren Umgebung lebt, ein Blatt Papier.

Schreib den Namen auf dieses Blatt.

Dann fängst du an aufzuschreiben, was du an diesem Menschen liebst, magst und wertschätzt.

Bei dem einen fällt dir sicher mehr ein, als bei dem anderen.

Mach das bitte jeden Tag.

Jeden Tag werden dir mehr gute Eigenschaften dieser Menschen einfallen.

Bitte nur die guten Eigenschaften, schreib nicht auf, was du bei diesem Menschen verändert haben möchtest. Alles was du aufschreibst, wird mehr werden. Denk auch hier wieder an das Gesetz der Anziehung.

Dir fallen immer mehr gute Dinge und Eigenschaften an diesen Menschen auf. Dadurch, dass du dich darauf konzentrierst.

Es werden Wunder geschehen. Dadurch, dass du dich mit den guten Eigenschaften beschäftigst, erkennst du auch deine eigenen guten Eigenschaften besser.

Nach 4 Wochen erweiterst du deine Arbeit, indem du dir einen Menschen in deiner Umgebung aussuchst, entweder deiner Familie oder deinem Arbeitsplatz, mit dem du nicht so gut auskommst, der dich triggert oder sogar wütend macht.

Schreib auch hier auf, was du an diesem Menschen schätzen könntest.

Jeder Mensch hat gute und schlechte Seiten. So wirst du auch bei diesem Menschen vielleicht etwas finden können, was gut ist. Ich weiß, das ist eine Herausforderung. Denn hier hast du den Drang, aufzuschreiben, was dir an diesem Menschen überhaupt nicht gefällt. Es kostet Überwindung, überhaupt an gute Eigenschaften zu denken. Du würdest diesen Menschen lieber in der Luft zerreißen. Ich weiß, aber es bringt dich wirklich weiter, auch hier nach guten Eigenschaften zu suchen.

Konzentriere dich auch hier auf diese Eigenschaften. Schau auch hier jeden Tag, ob du diese Liste auch für diesen Menschen erweitern kannst. Lies es dir jeden Tag durch und entdecke, was sich in dem Gefühl zu diesem Menschen verändert.

Ich kann mir sehr gut vorstellen, dass du an einen Punkt kommst, an dem du diesen Menschen in einem anderen Licht siehst. An dem du überlegst: Was ruft dieser Mensch in mir wach? Warum reagiere ich so stark auf die Eigenschaften?

Was hat das mit mir zu tun?

Was könnte dahinter stehen?

Ich wünsche dir hiermit wunderbare Einsichten und Überraschungen.

In Kapitel 10 gehe ich näher auf die Ursachen bzw. Gefühle ein und wie du sie verändern kannst.

## Wie du optimal in deinen Tag startest

Blicke bewusst auf deinen zeitlichen Tagesablauf, angefangen beim Aufwachen am Morgen, durch den Tag und bis zum Schlafengehen am Abend. Du wirst feststellen, dass du den gestrigen auch mit dem heutigen/morgigen Tag austauschen kannst. Es wird so sein, dass das, was du heute gemacht hast, im Wesentlichen das Gleiche ist, was du morgen tun wirst. Und übermorgen, usw.

Solange du immer das Gleiche machst, wird dein Tag morgen logischerweise genauso aussehen, wie dein Tag gestern.

Deine Zukunft ist eine Wiederholung deiner Vergangenheit. Denn was du gestern erschaffen hast, ist dein Morgen. Wenn nun deine Zukunft anders aussehen soll, dann musst du heute etwas verändern.

„Die reinste Form des Wahnsinns ist,

alles beim Alten zu belassen und zu hoffen,

dass sich etwas ändert.“

*Albert Einstein*

## Warum du mit dieser Morgenroutine beginnen solltest, und wie du die Macht deiner Gedanken nutzen kannst

Nimm dir Zeit für dich und deine Gedanken: Bevor du am Morgen nach dem Aufwachen in dein altes Leben einsteigst, bevor du ins Bad gehst, bevor du auf dein Handy schaust, bevor du den ersten Kaffee trinkst, bevor du an all deine Termine denkst, bevor du an all deine Sorgen denkst, bevor du an all deine Schmerzen denkst.

In diesem Moment nach dem Aufwachen bist du noch in einem anderen Zustand – einer Zwischenzeit.

Eine dir selbst geschenkte Zeit. Diese besondere Zeit bietet dir die Möglichkeit, etwas in deinem Denken zu verändern. Du brauchst hierfür nur ca. 5 Minuten.

Vorausgesetzt, du möchtest Veränderung in deinem Leben. Dieser Wunsch ist Voraussetzung.

Du bist nun noch in diesem besonderen Zustand, in der Zwischenzeit zwischen Aufwachen und deinem normalen Tagesbewusstsein. Dein Unterbewusstsein ist in diesem Zustand sehr aufnahmefähig. Du hast direkten Zugang zu deinem Unterbewusstsein, du hast hier die Möglichkeit neue Gedanken direkt ins Unterbewusstsein zu schleusen und diese Gedanken in deinem Gehirn zu vernetzen. Die Möglichkeit, etwas Neues zu kreieren!

Frag dich: Welche Gedanken möchte ich jetzt denken – du hast die freie Wahl – und diese im Gehirn vernetzen?

Zum Beispiel:

- Ich freue mich auf diesen Tag.
- Ich fühle gerade jetzt ein Gefühl der Freiheit, denn ich nehme mir gerade Zeit.
- Ich bin mir dieser Zeit sehr bewusst, dadurch, dass ich das Alltägliche etwas verschoben habe.
- Ich fühle mich wohl.
- Ich bin dankbar für meine Familie, diesen Tag, diesen Moment.
- Ich bin absolut frei in meinem Gedanken.
- Ich bin ruhig und gelassen.
- Jeder Tag ist eine neue Chance.
- Ich bin dankbar für das Gute, das heute zu mir kommt.
- Ich bin mutig.
- Ich fühle Leichtigkeit.
- Ich bin ... setze ein, was immer du möchtest.

Dadurch hast du eine neue Stimme im Kopf.

Du hast dich in diesem Moment verändert. Jetzt stell dir vor, du machst das regelmäßig mit immer neuen Gedanken und Ideen.

Du wirst mit der Zeit aufwachen mit dem Gedanken: „Was kreiere ich heute Neues?“

Es wird ein neues Spiel für dich. Es könnte etwas werden, auf das du dich am Abend schon freust.

Neue Ideen, mit neuen Gefühlen. Dir sind keine Grenzen gesetzt.

Du wirst Lieblingsgedanken entwickeln – das sind deine Wünsche ans Leben.

Du wirst sie immer wiederholen. Und auch am Tag wirst du dich an diese Gedanken erinnern. Du wirst bei diesen Gedanken eine freudige Erregung fühlen, denn sie könnten Wahrheit werden. Dein Gehirn stellt sich darauf ein. Die Gedanken werden zu erfolgreichen Gewohnheiten und kreieren erfolgreiche Erfahrungen und sind mit positiven Gefühlen verknüpft. Diese Gefühle sind das Wichtigste bei dieser Erschaffung deiner Zukunft.

Denn du erschaffst dir damit deine Zukunft. Eine neue Zukunft. Denn alles was du heute denkst, ist morgen deine Wirklichkeit, deine Gegenwart. Vielleicht magst du auch eine Morgen- und Abendmeditation machen, diese kann ich sehr empfehlen. Dadurch steigerst du ebenfalls deine Energie.

## Deine Abendroutine

Nimm dir Zeit für dich.

Mindestens 30 Minuten ohne Nachrichten, ohne Handy. Mach dir Notizen – nimm dir wirklich Zeit für diese Notizen.

Denn du weißt ja, Gedanken sind flüchtig. Schreiben ist magisch.

Was war gut an diesem Tag. Welchen Menschen bist du

begegnet, die dir Freundlichkeit gezeigt haben. Wofür bist du auch am Ende dieses Tages dankbar. Schreib mindestens drei Dinge auf. Jeden Abend!

Schreib dir auch auf, was du morgen anders machen möchtest.

Trink einen Tee zum Abschluss und wenn du magst, höre dir eine Abendmeditation an. Dann schläfst du erheblich besser und wachst voller Energie auf.

## Die 3 wichtigsten Voraussetzungen, damit du dich bester Gesundheit erfreust

Es ist sehr wichtig, ein Bewusstsein zu entwickeln für die eigene Gesundheit.

Wir sind selbst dafür verantwortlich. Wir können unsere Gesundheit nicht beim Arzt einfordern.

Es geht hier um drei grundsätzliche Voraussetzungen.

**1. Voraussetzung**
Ernähre dich gesund. Bevorzuge frische Lebensmittel, wenn möglich in Bioqualität.

Viel Obst und Gemüse, wenig Fleisch. Wenn du noch Fleisch essen willst, dann suche dir eine gute Quelle, damit du weißt, wie die Tiere leben und gefüttert werden.

Nimm gute Nahrungsergänzungsmittel. Unseren Lebensmitteln fehlen inzwischen sehr viele lebensnotwendige Bestandteile, da die Böden ausgelaugt sind und die Pflanzen mit sehr giftigen Substanzen gespritzt werden. Wenn dein Körper alle Nährstoffe hat, dann kannst du besser denken.

**2. Voraussetzung**
Bewege dich mehrmals die Woche. Bewegung an frischer Luft sollte die 1. Wahl für dich sein. Gehe aufrecht und schaue in die Ferne.

Es ist inzwischen erwiesen, dass täglich 1 Stunde Bewegung an frischer Luft, am besten im Wald, sogar Depressionen sehr positiv beeinflusst.

Du wirst mit Sauerstoff versorgt und deine Gedanken be kommen eine andere Qualität. Du fühlst dich danach energetisch aufgeladen.

**3. Voraussetzung**
Kontrolliere deine Gedanken und Gefühle, denn sie erschaffen auch deine Gesundheit.

Das was du denkst und fühlst, beeinflusst zu 100 % deine Gesundheit, dein Leben.

Nutze die Klopftechnik mit den Affirmationen – siehe Kapitel 11. Ein sehr wirkungsvolles Werkzeug. Du kannst es täglich nutzen. So hast du die besten Voraussetzungen geschaffen, um gesund zu bleiben oder zu werden.

Kapitel 8

# DEIN BEWUSSTSEIN – DEIN UNTERBEWUSSTSEIN

## Wie die Erfahrungen aus deiner Kindheit dich geprägt haben

Du bestimmst, was du denkst, was du denken willst.

Du bestimmst, was du fühlst, was du fühlen willst. Ist das wirklich so? Hast du die Kontrolle darüber?

Du lebst jetzt schon eine ganze Weile auf dieser Welt. Du hast schon viel erlebt und gefühlt. Du bist von deinen Eltern und Lehrern erzogen worden. Du hast in dieser Zeit Wertvorstellungen entwickelt. Du hast vieles in deinem Denken und Tun integriert.

Du kamst auf diese Welt mit allem, was du brauchst. Alles ist in dir.

Alles steht dir zur Verfügung. Babys und Kleinkinder leben noch in diesem wunderbaren Zustand: „Es steht mir alles zur Verfügung".

Aber durch die Erziehung geht vieles verloren und verändert sich stark. In den ersten Lebensjahren von 0-6 Jahren glauben wir alles, was uns gesagt wird, was uns vorgelebt wird. Wir haben noch keine Möglichkeit zu differenzieren. Es ist alles zu 100 % wahr. Es ist alles wie in Stein gemeißelt. Wir haben volles Vertrauen zu unseren Eltern und sonstigen Erziehern. Durch dieses absolute Vertrauen ist unser Unterbewusstsein zu 100 % offen. Es wird alles 1:1 abgespeichert.

An die einzelnen Situationen können wir uns meist nicht erinnern. Die bewusste Erinnerung tritt meist erst ab dem 5 Lebensjahr ein.

Aber wir können uns an die Gefühle erinnern.

Alles was du in dieser Zeit erlebst, speicherst du als Gefühl ab.

Positive Gefühle wie auch negative Gefühle.

Die positiven Gefühle stärken dich. Das sind Erinnerungen an wunderbare Situationen in deinem Leben.

Da warst du erfolgreich. Hast Laufen gelernt. Die Sprache kam dazu. Du wurdest von deinen Eltern gelobt. Jedes Mal, wenn du hingefallen bist, wurdest du trotzdem gelobt. Dir wurde gesagt: gut gemacht, steh auf, versuch es wieder. Das hat dir enorme Energie gegeben.

Aber es ist sicher auch vorgekommen, dass du ausgeschimpft und geschlagen wurdest.

Dann wurde gesagt: Kannst du nicht besser aufpassen? Du bist zusammengezuckt, diese harten Worte oder Schläge haben dir körperlich wehgetan.

Oder andere Situationen, in denen dir gesagt wurde: Das kannst du nicht, vielleicht auch, das kannst du **noch** nicht.

Dieser Satz ist sehr prägend.

Denn dein Unterbewusstsein speichert nur: „Ich kann es nicht."

Wie viele Menschen gibt es, die sich nichts zutrauen. Die in ganz vielen Dingen denken: „Ich kann das nicht."

Da wird diese Wertlosigkeit gespeichert. Dein Bauch zieht sich zusammen, du machst dich kleiner, du zuckst zurück.

Dir wird vielleicht sogar schlecht dabei.

Du bekommst Angst.

Angst vor jeder Situation, in der du dich beweisen musst. Du fühlst diesen Satz: „Ich kann es nicht." Da dies in frühester Kindheit entstanden ist und du dich nicht wirklich daran erinnern kannst, glaubst du diesen Satz. Du hast ihn viele Male gehört. Es ist gut möglich, dass in diesem Satz das kleine Wort „noch nicht" vorhanden war. Dies also immer wieder gesagt wurde, in Situationen, in denen du bestimmte Dinge gelernt hast bzw. lernen wolltest. Unser Unterbewusstsein registriert aber immer nur: Ich kann es nicht. Wenn nun ähnliche Situationen in deinem Leben auftauchen, wirst du immer wieder an dieses erste Erleben erinnert. Du fühlst immer wieder das gleiche Gefühl, „ Angst zu versagen", „Angst es nicht zu können."

Je älter du wirst, desto weniger neue Erfahrungen machst

du. Du dockst immer wieder an die alten Situationen und ersten Erinnerungen an, denn du reagierst immer wieder auf deine gespeicherten Gefühle.

Deine Gefühle führen dich. Deine Gefühle sind dein Navigationssystem.

Deshalb kann dieser Satz, „Ich kann es nicht oder noch nicht", unglaubliche Folgen haben. Deshalb sind die Ereignisse und Speicherungen der Gefühle aus dieser Zeit so bedeutsam.

Dies ist den meisten Menschen nicht bewusst – aber es ist die Lösung, um mit diesen Gefühlen dein Leben zu verändern.

Hierzu erkläre ich immer gerne das Konzept des Eisbergs: (siehe Bild am Ende dieses Kapitels). Hier bekommst du eine Vorstellung davon, wie viel du mit deinem bewussten Verstand in deinem Leben regelst und wie viel dein Unterbewusstsein ausmacht.

Lange Zeit wurde gesagt, dass ca. ein Fünftel des Eisbergs, welches oberhalb der Wasseroberfläche ist, dem Bewusstsein entspricht, also dem bewussten Verstand.

Heute werden Stimmen aus der Wissenschaft laut, die besagen, dass uns nur 5 % für bewusstes Handeln zur Verfügung stehen.

Also das Unterbewusstsein 95 % ausmacht. 95 % des Eisbergs also unter der Wasseroberfläche liegen.

Die 5 % Bewusstsein sind unsere Aufmerksamkeit, unsere

Willenskraft, unser Fokus.

Unsere Handlungen, Wünsche und Träume – aber auch unsere Angst.

Die Wasseroberfläche ist die kritische Schicht. Hier ist unser Ego. Das ist unsere Komfortzone.

Unser Ego hält uns bewusst in diesen 5 %. Es sagt uns z.B.: Bleib schön hier oben im Bewusstsein, geh nicht ins Unterbewusstsein.

Warum? Weil hier im Unterbewusstsein alles abgespeichert ist, was wir je erlebt haben, was wir gefühlt haben. Positiv wie negativ.

Da wäre es möglich, Erlebnisse zu finden, die uns wehgetan haben. Sehr schmerzhafte Erinnerungen.

Das Ego sagt uns: Schau nicht hin, denn es könnte ja wieder wehtun.

Das stimmt natürlich auch. Es ist auch ein Schutz, ein Schutz vor schmerzhaften Erinnerungen.

Aber die Chance, wenn du dich darauf einlässt, in deinem Leben etwas zu verändern, ist riesengroß. 5 % zu 95 %.

Wenn wir Menschen nun in eine Krise kommen bzw. sehr krank werden, sind wir eher bereit, dorthin zu schauen. Wir erkennen die Chance auf Besserung.

Denn, wenn es ohnehin schon weh tut, dann sind wir eher bereit hinzuschauen und sagen uns: Es kann ja nur besser werden.

Aber solange wir einigermaßen zurechtkommen, lassen wir alles beim Alten.

Du kennst sicher diesen Satz:

Warum soll ich etwas verändern, ich komme doch ganz gut damit zurecht? Ob es jetzt eine Krankheit ist oder eine Beziehung, die nicht so wirklich glücklich ist.

Da werden wir von unserem Ego zurückgehalten.

Schau lieber nicht hin, es könnte ja schlimmer werden. Ich kann euch allerdings aus eigener Erfahrung und der Erfahrung vieler meiner Kunden sagen:

> Es besteht immer die Möglichkeit, dein Leben zu verbessern.

- Gesund zu werden.
- Glückliche Beziehungen zu leben.
- Einen neuen Job zu bekommen.
- Erfolgreich zu werden.
- Alles zu können, was du dir vorstellen kannst.

Niemand sagt dir mehr: „Das kannst du nicht."

**Denn du sagst dir jetzt: „Ich kann es."**

Dies ist ein sehr befreiendes Gefühl und das erreichst du nur, wenn du dir selbst die Chance dazu gibst.

Dazu brauchst du allerdings zwingend die Informationen aus deinem Unterbewusstsein.

Alles, was du erlebt hast, was du gefühlt hast und auch was deine Eltern, Großeltern usw. erlebt und gefühlt haben, hast du in deinem Unterbewusstsein abgespeichert. Alles was dir gesagt wurde, was dir verboten wurde, was dir vorgeschrieben wurde und was dir angetan wurde, ist in deinem Unterbewusstsein abgespeichert.

Wenn nun ähnliche Situationen in deinem Leben auftauchen und du an ein ganz bestimmtes Gefühl erinnert wirst, ohne dass dir der Zusammenhang bewusst ist, erlebst du, fühlst du das gleiche Gefühl. Dadurch werden diese negativen Gefühle jedes Mal gestärkt. Sie werden stärker und stärker.

Wir sprechen hier von den negativen Gefühlen, denn nur diese belasten dich.

Die positiven Erlebnisse mit den dazugehörigen Gefühlen stärken dich.

Zu den positiven Gefühlen möchte ich dir raten, diese für dich bewusst zu nutzen. Schreib dir auf, an welche wunderbaren Erlebnisse du dich erinnern kannst. Und natürlich das entsprechende Gefühl dazu. Sei dankbar für all diese Erlebnisse.

Nun wirst du vielleicht sagen, ja, was habe ich schon Gutes erlebt?

Ich erinnere mich an viel Schlechtes und nicht so erfreuliche Situationen, aber wirklich schön war meine Kindheit nicht. Es lohnt sich genauer hinzuschauen, es müssen nicht die großen Erlebnisse sein. Oft sind es kleine Dinge, die dir gute Gefühle gegeben haben.

Auch ich habe eine Weile überlegen müssen. Auch ich war zuerst der Meinung, es gibt nichts Gutes, nichts Schönes in meiner Kindheit.

Mir ist nach längerem Überlegen folgende Begebenheit eingefallen, ich möchte sie dir gerne erzählen.

## Was die grüne Mütze mit deinem Glück zu tun hat

Ich bin in einer Familie mit 5 Kindern aufgewachsen. Ich habe 4 Brüder, einer ist älter als ich, die anderen sind jünger. Meine Mutter und auch mein Vater waren sehr viel krank. Ich kann mich eigentlich überhaupt nicht erinnern, dass mal alle gesund waren. Krankheit war Programm.

Also, meine Mutter hatte in dieser großen Familie viel Arbeit.

Ich hätte so gern langes Haar gehabt, mit Pferdeschwanz oder Zöpfen.

Meine Mutter sagte jedoch: „Das geht nicht, lange Haare sind zu zeitaufwändig. Es muss morgens schnell gehen, damit ihr pünktlich zur Schule kommt.“ Also wurden die Haare kurz geschnitten. Ich hatte mich damit abzufinden.

Dann kam Weihnachten, ich war 8 Jahre alt und bekam von meiner Patentante zwei Mützen geschenkt. Eine weiße Mütze für sonntags, eine grüne Mütze für wochentags. So war das früher. An diesen Mützen waren keine Bommeln wie üblich, sondern es hingen hinten Fäden herunter, so dass dies aussah, wie ein Pferdeschwanz.

Kannst du dir das vorstellen? Kannst du dir auch das Gefühl vorstellen, wenn ich eine dieser Mützen auf dem Kopf hatte und dann auf der Straße hüpfte?

Ja, genauso. Als ob ich lange Haare hätte, die als Pferdeschwanz zusammengebunden waren.

Ich kann dir sagen: Das war ein wunderbares Gefühl, ein Glücksgefühl. Ich konnte mir dieses Gefühl immer wieder holen. **Ich brauchte mir nur diese Mütze aufsetzen und hüpfen. Ich bin gehüpft und gehüpft, so oft ich Zeit hatte. Meistens mit der grünen Mütze.**

Allein der Gedanke an diese Momente, ließ mich jetzt dieses Glücksgefühl wieder spüren.

So kannst auch du dir die kleinen und großen Glücksgefühle wiederholen. Immer und immer wieder.

**Lege dir ein kleines Buch zu, in das du diese Geschichten schreibst. Voller Glücksgefühle und Erinnerungen.**

**Voller Dankbarkeit für alles Gute, das in deinem Leben ist.**

Du dockst also immer wieder an das Gefühl an, was du abgespeichert hast. Negativ wie positiv.

Deshalb sind die Ereignisse und Speicherungen aus dieser frühesten Kindheit so bedeutsam. Wenn nun ähnliche Situationen in deinem Leben auftauchen, wirst du immer wieder an das Gefühl aus dem ersten Erleben erinnert, ohne dass es dir bewusst ist.

Wie der Blick deines Partner/deiner Partnerin, und du fühlst dich schlecht. Wenn du deine/n Partner/in fragen würdest, was habe ich falsch gemacht? Du würdest zur Antwort bekommen: Gar nichts, ich weiß überhaupt nicht warum du mich das fragst. (Du wurdest nur durch diesen Blick verunsichert bzw. an etwas erinnert).

Der Anruf deiner Mutter mit der Frage, warum du dich nicht gemeldet hast – und du fühlst dich schuldig. Du gehst sofort in die Rechtfertigung und entschuldigst dich.

Du erinnerst dich an ein Gefühl. Eine Situation, in der du dich schuldig gefühlt hast.

Die Kritik deines Chefs – und du fühlst dich frustriert. Du fühlst dich wertlos. In dieser Situation fühlst du dich als Versager. Wenn du hier ganz neutral wärest, würdest du auf diese Kritik sachlich reagieren und schauen: Was kann ich hier jetzt verändern?

Du aber fühlst: Ich mache immer alles falsch, ich kann es einfach nicht, er hat immer bei mir etwas zu meckern. Und du bist absolut frustriert.

Aber nur, weil du eine Erinnerung an eine Situation hast, in der du kritisiert wurdest und dich nicht wehren konntest. Dies sitzt so tief und du wiederholst diese Energie immer wieder. Nicht die Situation, die du jetzt erlebst, ist die Ursache, sondern die Erinnerung an dieses Erleben und dieses erste Gefühl:

- Nicht gut genug zu sein
- Nicht genug zu geben
- Nicht wertvoll zu sein

Das ist den meisten Menschen nicht bewusst, aber es ist die Lösung.

Es ist inzwischen wissenschaftlich erwiesen, dass Erinnerungen an frühere, meist traumatische, Erlebnisse und den anhaftenden Gefühlen, die Ursache von all dem sind, was uns heute behindert und blockiert. Auch von Krankheiten, die dadurch entstehen.

Es sind die belastenden Situationen in deinem Leben:

- Deine Partnerschaft
- Deine Beziehungen zu deinen Kindern
- Deine Beziehungen zu deinen Eltern
- Deine Beziehungen zu allen anderen Verwandten
- Deine Beziehungen zu deinen Freunden
- Deine Beziehungen zu den Nachbarn
- Deine Beziehungen zu deinen Kollegen/innen
- Deine Beziehung zu deinem Chef/Chefin-
- Deine Beziehung zu dir selbst –

dies ist die allerwichtigste Beziehung in deinem Leben. Du siehst, du bist umgeben von einem Beziehungsnetz. Beziehungen sind alles – alles ist Beziehung.

Wenn es nur in einer dieser Beziehungen nicht funktioniert, dann strahlt dies in dein ganzes Leben, in alle anderen Beziehungen aus.

Es hindert dich daran, dein Leben mit Leichtigkeit und Lebensfreude zu führen, ohne schlechtes Gewissen.

Denn dieses schlechte Gewissen haben wir, weil wir glauben, es jedem Recht machen zu müssen. Dies ist nicht möglich. Auch ich habe mir lange Zeit nicht erlaubt, mit Leichtigkeit und Lebensfreude zu leben.

Ich musste über 40 Jahre alt werden, bis ich an einen Punkt kam, mein Leben zu ändern. Der Druck wurde so groß, ich fühlte mich nur noch müde, gestresst und überfordert. Es kamen große Rückenschmerzen und ständige Nasennebenhöhlenentzündungen dazu. Und ich kann dir sagen, wir brauchen einen gewissen Druck, um etwas zu verändern. Wir sind sonst nicht bereit wirklich hinzuschauen.

Hinzuschauen ... in unser Unterbewusstsein.

Ich habe mich auf den Weg gemacht, nach Lösungen gesucht und diese auch gefunden.

In Kapitel 11 bekommst du mein wertvollstes Werkzeug, damit du deine negativen Gefühle in positive umwandeln kannst.

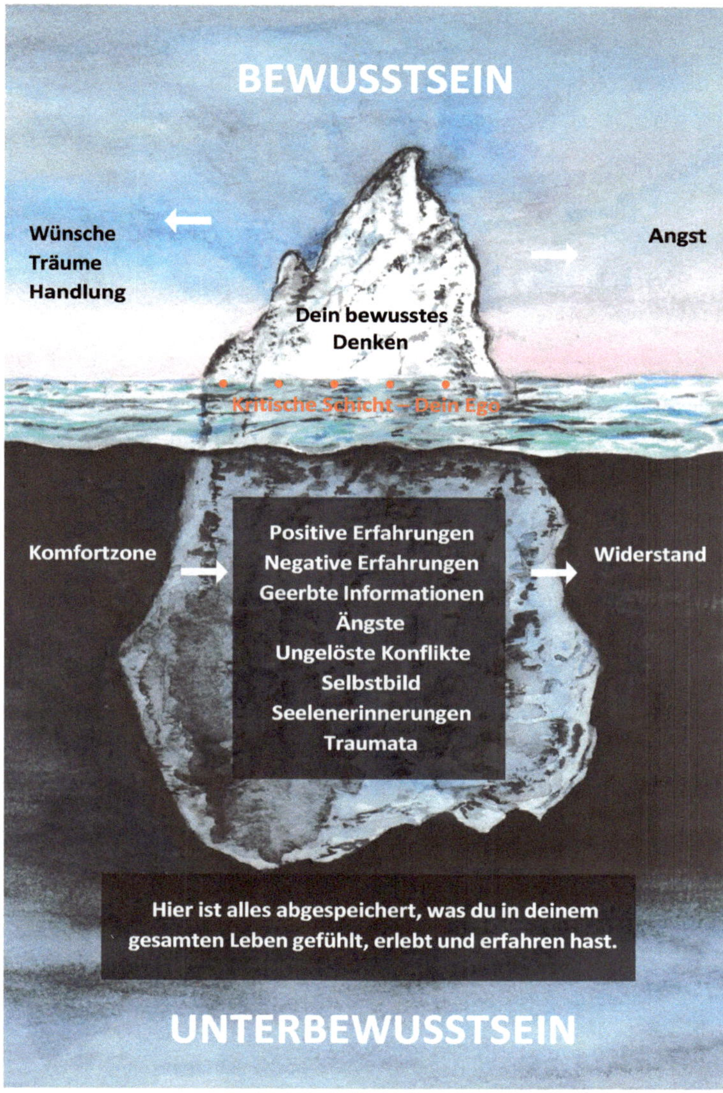

Kapitel
9

# DAS GESETZ DER ANZIEHUNG

Dieses Gesetz kannte ich bis vor ein paar Jahren auch noch nicht. Ich hatte hiervon noch nichts gehört.

Dann kam ein Buch auf den Markt „The Secret“ – Das Geheimnis von Rhonda Byrne. Geheimnis, ja es sollte ein Geheimnis bleiben. Wir sollten viele Jahre nicht wissen, dass es dieses Gesetz gibt.

Dieses Gesetz funktioniert vom allerersten Moment, in dem wir auf diese Welt kommen. Wir nutzen es auch sofort und immer. Aber unbewusst. Weil wir nicht wissen, wie es wirklich funktioniert.

Ab heute, ab dieser Sekunde, kannst und darfst du dieses Gesetz für dich nutzen.

**Bewusst!** Das macht den Unterschied.

Das, was du denkst, bekommst du. Das, was du gestern gedacht hast, hast du heute in deinem Leben. Das, was du heute denkst, erschafft deine Zukunft. **Deine Gedanken und Gefühle erschaffen dein Leben.**

Was meinst du?

Ist es möglich, äußere Umstände zu ändern, aber du selbst änderst dich nicht?

Ist es möglich, dass du dich änderst und die äußeren Umstände ändern sich nicht?

Ich bin der festen Meinung: Wenn sich in deinem Inneren etwas verändert, dann verändert sich auch im Außen etwas. Du solltest aber immer in deinem Inneren anfangen! Gib nicht den anderen die Schuld. Hör auf, dich zu beklagen.

Verurteile nicht, beurteile nicht. Dann bist du frei!!!

Bist du dazu bereit? **Alles beginnt mit deinem JA!**

Nichts wird sich ändern können, wenn du nichts ändern möchtest. Dies erfordert Mut. Mut zum eigenen ICH. **Mut zu deinen Wünschen.** Deinem Lebenszweck, deiner Lebensaufgabe. Wonach strebst du? Nach Glück, nach Anerkennung, nach Reichtum, nach Liebe, nach Gesundheit? Alle Wünsche haben etwas gemeinsam: Wir wollen uns wohlfühlen, wir wollen uns gut fühlen. Das ist die Vorlage für alle Wünsche.

**Fühle dich wohl, so wohl, wie es jetzt für dich möglich ist.** Und jeden Tag etwas mehr. Wenn du vor Freude die ganze Welt umarmen könntest, dann bist du im richtigen Gefühl, deine Wünsche wahr werden zu lassen.

**Du musst dich zwingend gut fühlen, um die richtige Schwingung zu haben.** Diese Schwingung ist es, die du ins

Universum sendest. Und diese Schwingung bekommst du zurück in Form dessen, was du dir wünschst.

**Auch deine Glaubenssätze wirken immer:** Negative wie positive – immer!

**Egal was du glaubst, du wirst immer Recht haben.** Du kannst dich bewusst entscheiden, welche Glaubenssätze in deinem Leben wirken sollen. Du kannst dich BEWUSST entscheiden, das Glück, die Freude, die Liebe in dein Leben zu lassen.

**Du musst deine Glaubenssätze selbst glauben können.**

- Ich bin liebenswert!
- Ich bin gut, so wie ich bin!
- Mir gelingt alles!
- Ich habe ein Recht darauf glücklich zu sein!

Ich möchte dieses Gesetz nicht wissenschaftlich erklären, sondern ganz einfach und praktisch.

Dein Gehirn ist ein Sender und ein Empfänger. Mit deinen Gedanken sendest und empfängst du Frequenzen. Deine Gedanken und Gefühle sind Frequenzen. Je positiver deine Gedanken sind und je höher deine Emotionen sind, desto höher sind die Frequenzen, die du aussendest. Das Gesetz der Anziehung ist ein sehr machtvolles Gesetz im Universum. Du wählst aus, welche Frequenzen du aussenden willst. Ähnlich, wie du einen Radiosender auswählst. Wenn du eine Sendung auf der Frequenz 110 auswählst, denn stellst du dein Radio auf 110 ein und wirst auch genau diesen Sender, der auf dieser Frequenz sendet, empfangen.

Wenn du nun neu auswählst z.B. 94,3 dann drehst du bewusst an deinem Radio, um diese Frequenz auszuwählen und empfängst auch genau diesen Sender.

Du musst also ganz bewusst den Sender/die Frequenz auswählen.

Es ist nicht möglich, dein Radio auf der Frequenz von 110 zu lassen und darauf zu hoffen, doch die Frequenz von 94,3 zu empfangen. Jedes Mal wenn du einen Wunsch hast, sendest du eine Frequenz, du kannst auch sagen, eine Schwingung aus. Jeder Gedanke, den du denkst, jedes Gefühl, das du fühlst, ist eine Schwingung. Es gibt nun sehr hoch schwingende Gedanken und Gefühle.

Das Gefühl Liebe und der Gedanke geliebt zu werden. Dies ist eine sehr hoch schwingende Energie.

Das Gefühl Freude und der Gedanke jemanden zu treffen, den du magst.

Das Gefühl Dankbarkeit und der Gedanke an all die angenehmen Situationen und Dinge, die dich erfreuen.

Das Gefühl der Zuversicht und der Gedanke an freudige Ereignisse, die zu dir kommen.

Das Gefühl der Sicherheit und der Gedanke, dass du immer in Sicherheit bist.

Das Gefühl des Mutes und der Gedanke an deine Stärke.

Mit diesen Gefühlen und Gedanken ziehst du alles in dein

Leben, mit dem du dich wohl fühlst.

Du bekommst mehr Liebe, mehr Freude, mehr Dankbarkeit, mehr Zuversicht, mehr Sicherheit, mehr Mut usw. Denn deine Gedanken und Gefühle ziehen alles in dein Leben. Wie hast du es in deinem Leben bisher empfunden?

Ich kann mir vorstellen, dass du mehr an die Dinge gedacht hast, die dir fehlen und mehr Emotionen empfunden hast, die dich nicht gut fühlen lassen.

Genauso ist es mir auch ergangen. Ich kannte die Zusammenhänge noch nicht. Ich wusste genauso wenig über dieses Gesetz der Anziehung wie du bisher. Also mach dir keine Sorgen darüber, was du bisher gedacht hast. Der Moment, in dem du erkennst, dass du mit diesem Gesetz der Anziehung alles in deinem Leben verändern kannst, ist das Wunder in deinem Leben.

Du kannst ab diesem Moment alles verändern, alles neu wählen. Wenn du dir jetzt etwas wünschst, dann musst du zwingend deine Aufmerksamkeit darauf richten. Du musst die Schwingung davon aussenden. Dann kommt es in dein Leben, so will es das Gesetz. Sendest du allerdings die Schwingung von etwas aus, das dir im Leben fehlt, und richtest deine Aufmerksamkeit auf den Zustand dieses Fehlens, dann sendest du folgende Schwingung aus: „mir fehlt etwas“. Dann ziehst du diesen Mangel an. Dies ist dann eine sehr niedrige Schwingung.

Dann wirst du auch weiterhin nicht bekommen, was du möchtest. Auch das ist das Gesetz.

Der Schlüssel dazu, das zu bekommen, was du wirklich möchtest, besteht darin, dass du fühlen kannst, wie es wäre, das Gewünschte bereits zu besitzen.

Denk daran, wie es war, als du noch ein Kind warst.

Vor Weihnachten hast auch du sicherlich einen Wunschzettel fürs Christkind geschrieben.

Du hast vorher Prospekte und Kataloge angeschaut oder bist mit deinen Eltern in Kaufhäusern in die Spielzeugetage gegangen. Du hast dir all die Dinge angeschaut, die dir gefallen haben, die du dir gewünscht hast. Du hattest ein Bild davon. Du hattest ein Gefühl dazu, wie es sein würde, wenn du diese Dinge bekommen würdest. Du konntest die Freude, die Begeisterung fühlen.

Genau wie als Kind, darfst du dir jetzt als Erwachsener Situationen und Dinge wünschen. Stell es dir vor, wie es sein wird, wenn du all das hast, was du dir wünschst.

Stell dir vor bzw. fühle, wie es sich anfühlt dies zu bekommen bzw. schon zu besitzen.

**Achte gut darauf, wie du dich fühlst. Das ist der Schlüssel.**

Du solltest dich immer gut fühlen, so gut es eben jetzt für dich möglich ist. Schreib dir deine Wünsche auf, wie als Kind vor Weihnachten. Schreib alles auf, was du gerne in deinem Leben hättest. Du darfst dir alles wünschen. Mit der Zeit wirst du sicherlich eine genauere Auswahl

treffen. Schaue jeden Tag auf deinen Wunschzettel.
Lies dir deine Wünsche gerne laut vor.
Horche in dich hinein. Wie wichtig ist dir dieser Wunsch?
Dein Gefühl wird dir sagen, wie wichtig er ist. Du musst schon eine Begeisterung, eine Freude spüren, wenn du daran denkst. Daran kannst du messen, wie groß dieser Wunsch ist. Dann bist du schon auf einem wirklich guten Weg.
Beobachte dich: Welche Gedanken und Gefühle sind meistens vorhanden? Du bekommst immer das, worüber du am meisten nachdenkst, ob du willst oder nicht. Das ist das Gesetz. Deine Gefühle zeigen dir in jedem Moment und ganz präzise die Richtung deines Denkens an, ob du dich auf die Erfüllung deiner Wünsche hinbewegst oder dich davon entfernst. Du hast die Kontrolle darüber.

Was hast du in der Vergangenheit gedacht?

Wenn ich nur diese wunderbare Beziehung hätte, dann wäre ich glücklich.

Damit sendest du aus, dass du sie noch nicht hast.

Wenn ich nur endlich einen neuen gut bezahlten Job hätte, dann wäre alles gut.

Damit sendest du aus, dass du ihn noch nicht hast. Dir fehlt etwas.

Wenn ich nur endlich wieder gesund wäre, dann könnte ich mich auf all die wunderbaren Dinge konzentrieren.
Damit sendest du aus: ich bin krank.

*Du sendest aus:*

*Ich bin allein, mir fehlt der Partner/die Partnerin.*

*Ich stecke in einem Arbeitsverhältnis, in dem ich nicht gut bezahlt werde.*

*Ich habe zu wenig Geld.*

*Ich bin krank, mir fehlt die Gesundheit.*

*Damit wird ein Mangelbewusstsein ausgesendet.*

*Du bist aktuell in diesem Mangel. Du fühlst diesen Mangel auch.*

Solange du in diesem Mangelbewusstsein bleibst, wird der Mangel größer.

Du hast immer weniger Geld, du ziehst Partner/Partnerinnen an, die nicht zu dir passen, du wirst kränker und kränker. Wie also kannst du diese Spirale der negativen Gedanken und Gefühle verändern? Du sollst denken und fühlen, als ob deine innigsten Wünsche schon erfüllt wären.

Als ob du schon gesund wärest, als ob du schon die ideale Partnerschaft lebtest, als ob du schon eine wunderbare erfüllende Arbeitsstelle hättest. Da du ausnahmslos alles bekommst, über was du nachdenkst, weißt du jetzt, dass du dein Denken verändern musst.

Hier ein paar Beispiele, wie weit du von den richtigen Gedanken entfernt sein kannst:

Wie denkst du über deinen jetzigen Partner?

Mit Wertschätzung, mit Liebe und Freude?

Oder denkst du öfter darüber nach, was sich bei deinem jetzigen Partner alles verändern sollte?

Deine jetzige Partnerschaft spiegelt dir genau wider, was du gegenwärtig diesbezüglich in erster Linie denkst. Dein Einkommen lässt sich nicht verbessern, solange du voller Neid an den Wohlstand deiner Nachbarn oder Freunde denkst. Denn die Schwingungen von Neid und Wohlstand unterscheiden sich sehr voneinander.

Deine Gesundheit verändert sich, sobald du mehr von Gesundheit sprichst und nicht von Krankheit.

Natürlich solltest du ärztliche Hilfe in Anspruch nehmen, wenn du diese brauchst, aber durch dein positives Denken, kannst du sehr gut an deiner Gesundheit mitarbeiten.

Ein gesunder Lebensstil mit gesunder Ernährung und genug Bewegung, besonders in der Natur, ist natürlich selbstverständlich.

Deine Gefühle sind dein Navigationssystem, du kannst dich jederzeit darauf verlassen. Und wenn du dies verstanden hast, wirst du nie mehr aus Unwissenheit negative Schwingungen in das Universum ausstrahlen. Deine eigene Realität veränderst du, indem du deine Schwingungs-Frequenzen veränderst – bewusst und gezielt.

Dies musst du am Anfang sehr bewusst tun.

**Praktische Hilfe:**

Das Allerwichtigste ist: du bist in Ordnung, so wie du bist. Das Zweitwichtigste, was du wissen solltest:

Deinen Mitmenschen geht es genauso wie dir. Sie verbergen ihre Gefühle genauso wie du. Das ist ganz tröstlich zu wissen. So kannst du jetzt in aller Ruhe anfangen, etwas bei dir zu verändern. Und das Spannende daran ist, wenn du etwas bei dir, das heißt in deinem Denken und Tun veränderst, dann verändert sich bei deinen Mitmenschen automatisch etwas mit. Denn es ist alles Energie.

Du brauchst dich also gar nicht damit abzumühen, die Anderen zu verändern, damit es dir besser geht. Nein, du brauchst nur für dich etwas zu tun.

Also fangen wir an.

Ich erkläre es in ganz einfachen Schritten:

Zuerst schaust du dir deine Gefühle an, diese sind mit deinen Gedanken verknüpft.

Immer wenn du dich mies fühlst, dann weißt du, dass du negativ denkst. Hast du ein gutes Gefühl, ein Wohlgefühl, oder sogar ein Glücksgefühl (das kommt ja sicherlich hin und wieder vor), dann weißt du, dass deine Gedanken positiv sind – in der richtigen Spur!

Es gibt nur zwei Arten von Gefühlen, gute Gefühle und schlechte Gefühle – in allen Abstufungen. Im Grunde weißt du das, aber es ist wichtig, bewusst darauf zu achten.

**Wie fühlst du dich und was denkst du?**

Wenn du feststellst: Du fühlst dich schlecht, heißt das, du denkst etwas, was du gar nicht willst. Also drehe dich bewusst um und überlege, was du eigentlich wirklich willst. Dann ändere ganz bewusst dein Denken in die Richtung, die dir gefällt.

Du musst dies wirklich ganz bewusst lernen, wie Schuhe binden. Denke daran, wie du als Kind gelernt hast, Schuhe zu binden. Hier hast du ganz bewusst die Schnürsenkel übereinander gelegt, den Knoten gemacht und die Schleife gebunden. Immer und immer wieder. Eben sehr bewusst mit Konzentration. Sieh dich als Kind, wie angestrengt du dagesessen und immer wieder neu probiert hast, bis du es konntest. Heute läuft dies auf Autopilot. Du brauchst nicht mehr darüber nachzudenken, wie es geht.

Und so ein Autopilot läuft heute bei dir tagtäglich im Negativ-Denken und diesen darfst du ganz bewusst umprogrammieren. Nimm dir jeden Tag etwas Zeit um ganz bewusst einen Gedanken zu verändern. Nimm jeden Tag diesen einen Gedanken – programmiere dich um! Versuch nicht alles auf einmal zu verändern. Fang ganz bewusst mit einem Gedanken an.

Und beobachte, wie es dir damit geht.

Mach dir täglich Notizen zu deinen Gedanken.

Du denkst ganz bewusst positiv. Du denkst an Gesundheit, du denkst an das wunderbare Gefühl, ganz gesund zu sein. Damit gibst du deinen Zellen den Befehl, gesund zu werden. Deine Selbstheilungskräfte werden aktiv. Danke den Körperteilen, die gesund sind, damit sie Frequenzen an die Stellen leiten, die krank sind. Am Anfang fällt es dir vielleicht schwer, dir wirklich vorzustellen, gesund zu sein. Du sagst dir, ich habe gerade Schmerzen, wie soll ich mich da gesund fühlen. Vielleicht gibt es eine Tageszeit, in der du dich etwas schmerzfreier fühlst. Wähle diese Zeit, wenn du an Gesundheit denken willst. Es wird, je öfter du dies tust, mit der Zeit leichter gehen.

Du denkst voller Freude an die neue Arbeitsstelle. Dazu gehört es ebenso, die alte Arbeitsstelle in Dankbarkeit loszulassen.

Darüber nachzudenken: Was war gut an dieser Arbeit? Mit welchen Kollegen habe ich gerne zusammen gearbeitet? Was habe ich hier gelernt? Was nehme ich Gutes von hier mit?  Dadurch gehst du mit Dankbarkeit. Und du kannst dann die neue Stelle ganz anders annehmen und würdigen. Gehst du aber mit dem Groll „Alles war mies an dieser Arbeit“, dann nimmst du diese Gedanken mit zur neuen Arbeitsstelle. Du hast dann zwar eine neue Arbeit, aber du wirst sehen, dass die gleichen Probleme auch hier auf dich zukommen werden. Eben weil du deine Energie, deine Schwingung nicht verändert hast.

Wenn du in einer glücklichen Partnerschaft leben möchtest, solltest du dir das so vorstellen:

Ich lebe in einer wunderbaren Partnerschaft. Ich fühle mich geliebt und geborgen. Ich fühle mich glücklich. Wir genießen unser Miteinander. Wir haben die gleiche

Vorstellung von Familie. Wir wohnen in einem großen Haus mit Garten, usw.

Denkst du aber, ich wünsche mir einen Partner, der nicht raucht, nicht trinkt, der immer genug Geld hat (weil es mir fehlt), der nur mich liebt, nicht fremd geht, der nicht zu dick ist, usw. ...

Du merkst es sicher schon. Denke ich an die Dinge, die Verhaltensweisen, die ich auf keinen Fall in meinem Leben haben möchte, dann bekomme ich genau das, was ich nicht will.

Entscheide bewusst und kläre für dich, was du jetzt willst. Stell es dir genau vor. Denke darüber nach. Schreib es auf. Stell dir wirklich vor, dass du bereits so lebst und du wirst dich gut fühlen, vielleicht sogar sehr gut. Fühl dich so, als wärest du bereits bei all deinen Zielen angekommen. Du solltest dich fantastisch fühlen.

Schau dir an, was aktuell in deinem Leben ist und verstehe, dass du all dies erschaffen hast. Sei stolz auf deine Schöpfungen. Sieh die Perfektion darin und sei dankbar dafür, dass du dir diese Gefühle und Gedanken selbst aussuchen kannst und damit alles in deinem Leben erschaffen kannst, genauso wie du es möchtest.

Fühle dich gut, zu jeder Zeit. Das ist das Geheimnis und das ist das Gesetz.

Kapitel

10

# KOMME MIT DEINEN GEFÜHLEN INS GLEICHGEWICHT

Hier bekommst du nun mein wertvollstes Werkzeug, um deine negativen Gefühle in positive Gefühle umzuwandeln.

Eine Möglichkeit, an die Ursachen deiner immer wiederkehrenden Muster heranzukommen und diese aufzulösen.

Mit der Klopftechnik und mit wunderbaren Affirmationen. Ich nutze diese schon viele Jahre und habe sehr große Erfolge damit.

Diese Technik gibt dir die Möglichkeit, diese negativen Gefühle aus früheren Erlebnissen zu verändern. Denn diese Gefühle sind der Resonanzpunkt, auf den du immer wieder anspringst.

Diese Technik ist sehr leicht zu erlernen und anzuwenden. Emotionale Probleme wie Ängste, Nervosität und mangelndes Selbstwertgefühl führen zu krankmachendem Stress und blockieren häufig den Heilungsprozess. Mit diesem Werkzeug, das man als „psychologische Akupunktur“ verstehen kann, lassen sich emotionale Belastungen sicher und zuverlässig auflösen.

Wir kennen alle das Beispiel vom Sträfling, an dessen Fuß die Metallkugel hängt. Ich vergleiche sie gerne mit unserer Vergangenheit. Auf dem Weg in die Zukunft verbrauchen wir eine Menge Energie, wenn wir diesen Klotz am Bein nicht loslassen. Unser Leben wird buchstäblich schwer. Die Menschen neigen dazu, sich zu beklagen und sich als Opfer ihrer Umstände zu sehen.

Der missbilligende Blick unseres Partners, weil wir später als vereinbart zum Abendessen erscheinen, ein Anruf der Mutter, die nachfragt, warum wir uns nicht melden. Dies sind die klassischen Auslöser, die uns zeigen, auf welchen Knopfdruck wir reagieren.

Die Kunst besteht darin, den emotionalen Auslöser frühzeitig zu erkennen und ihn von der eigenen Festplatte zu löschen.

Es ist auch nicht die Krankheit bzw. deren Symptome, von denen wir uns verabschieden sollten, sondern es gilt die Auslöser und Ursachen hierfür zu entdecken und die negativen Gefühle in positive Gefühle zu verwandeln. Gefühle sind eine Art Frühwarnsystem. Wenn wir diese Gefühle ignorieren, wird der Körper lautere Signale senden, z. B. in Form von Schmerzen.

Lösen wir die Ursache auf, dann darf die Krankheit sich verabschieden.

Um nun eine bewusste und wirksame Entscheidung herbeizuführen, müssen wir zunächst erkennen, was unser Leiden oder unsere Verletzlichkeit ausmacht, in welchem Zustand wir auf alte Programme zurückgreifen.

Hier eine kurze Liste von Anzeichen, dass wir uns in einer verletzlichen Phase befinden:

- sich in einer Liebesbeziehung oder einer
- Arbeitsgruppe eingeengt fühlen
- ein großes Pflichtgefühl, das sich dadurch zeigt, ständig unbedingt etwas erledigen zu müssen
- sich immer wieder mit anderen zu vergleichen, was dazu führt sich über- oder unterlegen zu fühlen
- ständiges Grübeln, was damit verbunden ist, unfähig zu sein, etwas loszulassen
- mangelndes Selbstwertgefühl, mangelnde Selbstliebe, mit der Überzeugung „mit mir stimmt etwas nicht – ich schaffe das nicht – ich stelle mich dumm an“ usw.

Hier ist eine Liste der Hauptemotionen, die uns belasten: Unsicherheit – Frust – Sorgen – Stress – unterdrückte Emotionen – Angst – Wut – Mangel an Selbstbewusstsein – Trauer – Starrheit – unterdrückte Sexualität – Verletzlichkeit – nicht verarbeitete Erinnerungen/Emotionen – emotionale Instabilität

Zu all diesen Anzeichen, diesen Situationen, gehört immer ein Gefühl. Ein Gefühl, das du abgespeichert hast.

**Übung:**

Mach dir nun eine Liste von Situationen, die dich am meisten belasten. Fang mit 3 Situationen an.

Es kann die Partnerbeziehung sein:

Welche Situationen belasten dich hier?

Welches Gefühl gehört immer dazu?

Es kann eine berufliche Situation sein:

Welche Situationen belasten dich hier /welche Personen gehören immer wieder dazu? Welches Gefühl kommt hier immer wieder hoch?

Es kann eine Krankheit sein:

Ist sie immer da? Kommt sie regelmäßig?
Welches Gefühl hat hier die Oberhand?

Nun schau, welches Problem, bzw. dessen Lösung, hat jetzt für dich absolute Priorität.

Und welches negative Gefühl gehört hier dazu. Es können mehrere sein, aber ein Gefühl wird am stärksten sein.

Dann schaust du im nächsten Kapitel (hier erkläre ich dies ganz genau) und nutzt die Klopftechnik mit den Affirmationen.

Um nun eine Veränderung zu erreichen, braucht dein Unterbewusstsein normalerweise 21 Tage, denn dieses programmierst du mit dieser Methode um, bzw. du erschaffst neue Gedankenverbindungen, die dir nützlich sind. Damit hast du dann eine neue neuronale Bahn angelegt. Neue Erkenntnisse sagen uns heute, dass wir in der Regel 3 Monate, also 12 Wochen brauchen, um eine Gewohnheit zu verändern. Nach dieser Zeit ist die Gedankenverbindung fest genug, dass du sie auch unbewusst, also mit Autopilot, nutzen kannst.

Mit der Methode der Klopftechnik gehst du allerdings einen noch größeren Schritt, denn du veränderst nicht nur deine Gedanken. Du kannst mit dieser Methode den 1. Resonanzpunkt deines negativen Gefühls finden und auflösen, so dass du nie wieder auf diese Situationen oder Personen, die dich bisher so sehr getriggert haben, reagierst.

Du wirst mit dir selbst und deinem Umfeld in Zukunft viel gelassener umgehen. Du erkennst deine Gefühle leichter. Du selbst bist in der Lage, deine negativen Gefühle in positive Gefühle umzuwandeln. Du liebst und akzeptierst dich, wie du bist. Du bekommst wieder Kontrolle über dein Leben.

Stell dir vor, wie sich dein Alltag um 180 Grad drehen wird, wenn du genau bestimmen kannst, was du gerade fühlen möchtest. Wenn du eine ganz neue Intuition für die Emotionen entwickeln kannst und gelernt hast, diese zu akzeptieren und dann loszulassen, um sie durch etwas Angenehmes und Positives zu ersetzen.

Habe den Mut, dein Leben zu verändern. Es ist deine Entscheidung – aber, du musst es tun. Also sei fleißig.

Kapitel 11

# DIE GENIAL EINFACHE METHODE DER KLOPFTECHNIK

## Grundlagen

Deine Gefühle sind der eine Teil, dein Körper, deine Organe sind der zweite Teil. Die Verbindung in deinem Körper sind Energiebahnen mit entsprechenden Endpunkten, die du nutzen kannst, um deine Energie wieder ins Fließen zu bringen.

Um diese Technik, die wirklich leicht zu erlernen ist, zu nutzen, ist es notwendig, deine negativen Gefühle als Signal für dich wahrzunehmen – hinzuschauen.

**1. Teil**

Du gehst in Gedanken an den Punkt, an dem du zum allerersten Mal diese negativen Gefühle hattest. Du brauchst nun nicht zu wissen, wann das war und weshalb du dich schlecht gefühlt hast. Du brauchst nur in Gedanken an diesen Punkt zu gehen und dich an diesem Zeitpunkt lieben, akzeptieren und sagen: **„Ich liebe und akzeptiere mich mit meinen negativen Gefühlen bis auf die tiefst mögliche Ebene und vom allerersten Augenblick an, als ich diese negativen Gefühle wahrgenommen und nicht verarbeitet habe.“**

Du gibst damit deinem Unterbewusstsein den Befehl, genau an diese Stelle zu gehen. Keine Sorge, dein Unterbewusstsein weiß das ganz genau und wird deinen Befehl ausführen.

**Dann folgt der 2. Teil „den Widerstand aufgeben“**
Du sprichst: **„Ich liebe und akzeptiere mich mit meinen negativen Gefühlen, auch wenn ich diese noch nicht ganz loslassen kann.“**

Das Annehmen ist ganz wichtig, auch wenn sich noch nichts verändert.

Das heißt, den Widerstand aufgeben. Denn wenn ich mich gegen etwas wehre, es also unbedingt loswerden will, und wer will seine negativen Gefühle nicht loswerden, dann bekomme ich mehr davon. Das Gesetz der Anziehung sorgt dafür, dass ich mehr negative Gefühle bekomme. Denn ich bekomme immer das, woran ich denke.

Deshalb ist es so wichtig, den Widerstand aufzugeben und die Gefühle anzunehmen. Dich mit den negativen Gefühlen zu lieben und zu akzeptieren und auch mit deinen körperlichen Schmerzen, wenn sie nun schon dazu gekommen sein sollten.

**Dann erst folgt der 3. Teil – die Umwandlung**
Die Umwandlung ist erst möglich, wenn du zuerst an den Punkt der Entstehung gegangen bist, dann akzeptiert hast, dass sich evtl. nichts verändern wird und du dich trotzdem liebst und akzeptierst.

Du sprichst: **„Ich entscheide mich jetzt sofort diese negativen Gefühle loszulassen und in positive Gefühle umzuwandeln – in allen Bereichen – jetzt und für immer."**

Nach allen Affirmationen ist es notwendig, tief zu atmen. Die tiefe Bauchatmung ist sehr wichtig.

Zu den Affirmationen klopfst du gleichzeitig die Endpunkte der Energiebahnen. In Kapitel 12 findest du eine Zeichnung und Erklärung der einzelnen Klopfpunkte, die jeweils in Zusammenhang mit einem Organ und dem entsprechenden Gefühl stehen.

Diese Technik ist sehr machtvoll. Du wirst sie sicher eine Zeit lang nutzen müssen, um eine nachhaltige Veränderung zu erzielen. **Eine kleine Veränderung wirst du aber schon innerhalb weniger Minuten spüren.** Du wirst eine Erleichterung verspüren. Mit dem Klopfen der Endpunkte der Meridiane und der tiefen Atmung, hast du dafür gesorgt, dass die Energie in deinem Körper wieder fließen kann und das entsprechende Organ gut mit Energie versorgt wird. Bei negativen Gefühlen ist der Energiefluss in deinem Körper blockiert.

Mit der entsprechenden Affirmation sorgst du für deinen Geist.

Du programmierst dich auf positive Gedanken und Gefühle um.

Es ist fast zu einfach, um es zu glauben.

Der wichtigste Punkt ist, es einfach zu tun.

**Diese Rückmeldung bekam ich von Sonja:**
„Ich arbeite seit einiger Zeit sehr intensiv mit Sieglinde. Ihre Technik ist einzigartig. Sieglinde hat mir geholfen, zu verstehen, dass ich selbst dafür verantwortlich bin, was in meinem Leben passiert. Mit ihrer Hilfe habe ich es geschafft, mein Leben glücklicher und erfolgreicher zu gestalten.

Ich weiß jetzt, dass tiefverwurzelte Glaubenssätze und Denkmuster verändert werden mussten, um mich aus einer schwierigen Situation zu befreien.

Dank der speziell für mich ausgearbeiteten Glaubenssätze und Sieglinde's Klopf-Technik hat sich mein Leben zum Positiven verändert und ich bin Sieglinde sehr dankbar für Ihre Hilfe."

# SO FUNKTIONIERT DIE KLOPFTECHNIK

Es gibt 14 Hauptemotionen und jede dieser Emotionen ist einem Organ zugeordnet.

In der folgenden Tabelle siehst du zuerst die negative Emotion, in der nächsten Spalte die Qualität, d.h. die positive Emotion und in der dritten Spalte das dazugehörige Organ.

| EMOTION | QUALITÄT | MERIDIANE ORGANE |
|---|---|---|
| 1. Unsicherheit | Sicherheit Gewissheit | Blase |
| 2. Frustration | Dankbarkeit/Geduld Innerer Frieden | Gallenblase |
| 3. Sorgen | Zuversicht Vertrauen | Magen |
| 4. Stress | Freude Leichtigkeit | Gouverneursgefäß |
| 5. unterdrückte Emotionen | Akzeptanz meiner Gefühle | Konzeptionsgefäß |

| EMOTION | QUALITÄT | MERIDIANE ORGANE |
|---|---|---|
| 6. Angst | Vertrauen<br>Mut | Nieren |
| 7. Wut und Zorn | Mitgefühl<br>Loslassen | Leber |
| 8. Mangel an Selbstwert | wertvoll sein | Milz |
| 9. Traurigkeit | Freude | Lunge |
| 10. Starrheit | Beweglichkeit | Dickdarm |
| 11. unterdrückte Sexualität | Offenheit im Handeln<br>Sexualität leben | Herzbeutel |
| 12. Nicht verarbeitete Emotionen/ Erinnerungen | Verarbeitung aller Erinnerungen | Dreifacherwärmer |
| 13. Verletzlichkeit | Vergebung | Herz |
| 14. Emotionale Instabilität | Ich liebe und akzeptiere mich wie ich bin | Dünndarm |

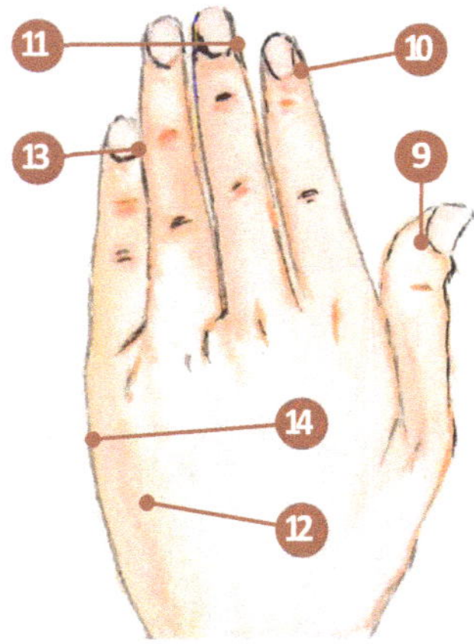


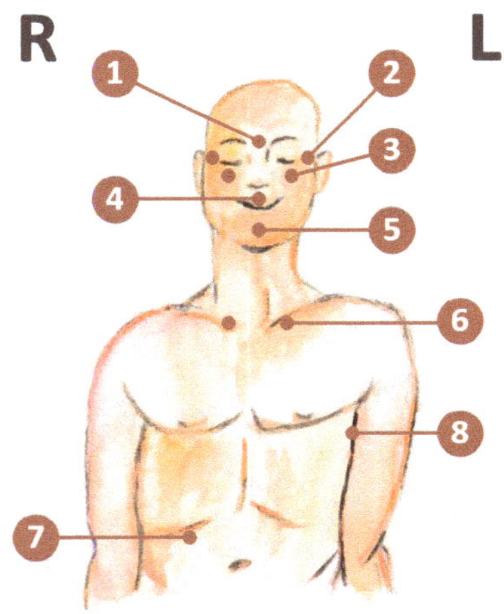


### Erklärung der Klopfpunkte:

1 Der Punkt der Unsicherheit liegt in der Mitte der Stirn, zwischen deinen Augenbrauen.

2 Die Punkte der Frustration liegen neben den Augen an den Schläfen.

3 Die Punkte der Sorgen liegen auf den Wangenknochen unter deinen Augen.

4 Der Stresspunkt liegt direkt unter deiner Nase.

5 Der Punkt der unterdrückten Emotionen liegt in der Mitte deines Kinns.

6 Die Punkte der Angst liegen in den kleinen Kuhlen am Schlüsselbein.

7 Der Wutpunkt liegt unter deinem rechten Rippenbogen (dort sitzt deine Leber).

8 Der Punkt des Mangels an Selbstwert liegt links unterhalb deiner Achselhöhle.

9 Die Punkte der Traurigkeit liegen an der Innenseite deiner Daumennägel.

10 Die Punkte der Starrheit liegen an der Außenseite deiner Zeigefingernägel.

11 Die Punkte der unterdrückten Sexualität liegen an der Innenseite deiner Mittelfingernägel.

12 Der Punkt aller nicht verarbeiteten Emotionen und Erinnerungen liegt auf deinen Handflächen zwischen dem kleinen Finger und dem Ringfinger.

13 Die Punkte der Verletzlichkeit liegen an der Innenseite der kleinen Fingernägel.

14 Der Punkt der Emotionalen Instabilität liegt in der kleinen Falte an der Außenkante deiner Hand, wenn du eine Faust machst.

Diese Punkte klopfst du mit deinen Zeige- und Mittelfingern bzw. an der Hand drückst du diese Punkte mit einem der Finger.

Punkt 14 – du machst ein Faust und schlägst damit in die Handfläche der anderen Hand.

Nachfolgend erkläre ich dir die Vorgehensweise der Klopftechnik mit den Affirmationen an einigen Beispielen. Dies sind die negativen Emotionen, die uns am meisten behindern.

Du kannst diese Beschreibung aber auch auf alle anderen negativen Emotionen anwenden.

Nun möchte ich dir gerne noch die Kurzaffirmationen aller Emotionen zur Verfügung stellen. Diese nutzt du im besten Fall täglich morgens und abends. Diese Variante mit den Kurzaffirmationen gebe ich dir hier zusätzlich zur ausführlichen Beschreibung der Umwandlung der negativen Emotionen in positive Emotionen.

Du klopfst alle Punkte durch und sprichst dazu aber nur die Kurzaffirmation. – nach jeder Affirmation – tief atmen

| | | |
|---|---|---|
| 1 | Unsicherheit | Ich bin mir Selbst sicher und in Frieden. |
| 2 | Frust | Ich bin in Freude geduldig. |

| | | |
|---|---|---|
| 3 | Sorgen | Ich bin auf das Positive ausgerichtet. |
| 4 | Stress | Ich erreiche meine Ziele mit Anmut, Leichtigkeit und Freude. |
| 5 | Unterdrückte Emotionen | Ich umarme alles an mir liebevoll. |
| 6 | Angst | Ich bin mutig und stark. |
| 7 | Wut | Ich vergebe allen und bin voller Mitgefühl. |
| 8 | Mangel an Selbstwert | Ich verdiene alles, was ich mir wünsche und noch viel mehr. |
| 9 | Traurigkeit/ Kummer | Ich genieße meine Leben voll und ganz. |
| 10 | Starrheit | Ich bin super flexibel. |
| 11 | Unterdrückte Sexualität | Ich bin Ying und Yang. |
| 12 | Nicht verarbeitete Erinnerungen | Ich integriere und verarbeite alles in mir. |
| 13 | Verletzlichkeit | Ich bin liebevoll verletzlich. |
| 14 | Emotionale Instabilität | Ich bin emotional intelligent. |

Wenn du dies nun morgens und abends wirklich nutzt, du brauchst dafür nur jeweils 5 Minuten, dann bist du körperlich und geistig aufgeladen.

Deine Energie steigt sofort und du erinnerst dich tagsüber an diese positiven Affirmationen.

Für die Nacht bist du ebenfalls in positiver Energie und wirst, in fester Erwartung auf das Positive, gut und tief schlafen.

Kapitel
12.1

# WIE DU DEINE UNSICHERHEIT IN SICHERHEIT VERWANDELST

Bitte zuerst die Grundlagen lesen
Kapitel 11

Du fühlst dich unsicher unter Fremden oder in der Kommunikation mit Fremden, deinen Kollegen, vielleicht sogar innerhalb deiner Familie? Du bist dir nicht sicher, das Richtige zu sagen bzw. verstanden zu werden?

Ich kann dir versichern, dass auch ich mich oft unsicher gefühlt habe.

Ich kann mich gut erinnern, ich war ca. 5 Jahre alt. Wir waren zu Besuch bei Verwandten und ich wurde etwas gefragt, wusste aber nicht was bzw. wie ich es sagen sollte. Ich blieb stumm, war sehr verlegen und schämte mich. Die anderen machten Witze und lachten über mich. Gerne wäre ich in dieser Situation unsichtbar gewesen. Heute weiß ich, dass ich mich aufgrund dieses Erlebnisses oft wieder so gefühlt habe – in der Schulzeit und auch später noch. Immer besorgt, ausgelacht zu werden, das Falsche zu sagen.

Hier war ich absolut blockiert. Die Informationen, die Erinnerungen daran, waren in meinem Unterbewusstsein abgespeichert und wurden bei jeder ähnlichen Situation wieder aufgerufen. Ich dockte immer wieder an diesen ersten Resonanzpunkt der Unsicherheit an. Dadurch wurde die Unsicherheit natürlich immer stärker.

Ich gebe dir eins meiner besten Werkzeuge, damit du deine abgespeicherte Erinnerung verarbeiten kannst. Und du in der Lage bist, deine Unsicherheit in Sicherheit umzuwandeln. Mit dieser wunderbaren, sehr wirksamen Technik, basierend auf der Klopftechnik mit wunderbaren Affirmationen, bist du in der Lage, innerhalb kürzester Zeit eine Verbesserung zu mehr Sicherheit in der Kommunikation zu erreichen. Gleichzeitig kümmerst du dich hiermit um deine Gesundheit. Deine sozialen Kontakte verbessern sich, du wirst dich z.B. leichter und gerne mit anderen unterhalten. Nutze diese Gelegenheit, denn sonst wird dein Leben weiter mit dieser Unsicherheit verlaufen und du wirst immer isolierter werden. Die Unsicherheit in der Kommunikation ist nur ein Beispiel. Bei dir können natürlich andere Gründe, andere Situationen der Unsicherheit eine Rolle spielen. Du setzt in diesen Affirmationen deine persönliche Erfahrung bzw. Blockade ein. Nun gibt es in deinem Körper einen Zusammenhang zwischen deinen Gefühlen und deinen Organen. Ich kann dir sagen, dass auch ich in den Zeiten meiner Unsicherheit immer wieder Probleme mit Blasenentzündungen hatte. Denn der Emotion „Unsicherheit“ wird das Organ „Blase“ zugeordnet. Wir haben in unserem Körper Energiebahnen, die mit unseren Organen in Verbindung stehen. Wenn du nun Unsicherheit verspürst, dann weißt du, dass die Energiebahn zur Blase nicht frei ist. Um die Energie wieder frei fließen zu lassen, gibt einen Endpunkt des Blasenmeridians (so nennt man die Energiebahn). Den Meridian-Endpunkt der Blase und gleichzeitig der Unsicherheit findest du auf deiner Stirn zwischen den Augenbrauen. Diesen Punkt musst du mit deinen Fingern (Zeigefinger und Mittelfinger) klopfen und gleichzeitig die entsprechenden Affirmationen sprechen. Diese Affirmationen sind sehr wirksam und du wirst innerhalb von Minuten spüren, dass die Energie wieder fließt. Du spürst Erleichterung und dass die Sicherheit ein klein wenig stärker wird.

**Empfehlung:** mindestens 3 Wochen, 3x täglich, am besten 12 Wochen, dann ist die Gedankenverbindung in deinem Gehirn fest verankert.

### Jetzt geht´s los:

Du klopfst den Punkt auf der Stirn zwischen deinen Augenbrauen und sprichst dazu:

1. **„Ich liebe und akzeptiere mich mit meiner Unsicherheit (hier setzt du jetzt deine Situation ein, z. B. bezüglich meiner Kommunikation) bis auf die tiefst mögliche Ebene und vom allerersten Augenblick an, als**

**ich diese Unsicherheit bemerkte, aber nicht verarbeitet habe." – tief atmen –**

Du gibst den Widerstand gegen die Unsicherheit auf, du klopfst wieder den Punkt zwischen deinen Augenbrauen und sprichst:

2. **„Ich liebe und akzeptiere mich, auch wenn ich diese Unsicherheit noch nicht loslassen kann." – tief atmen**

Jetzt bist du in der Lage die Unsicherheit in Sicherheit umzuwandeln. Du klopfst wieder den Punkt zwischen deinen Augenbrauen und sprichst:

3. **„Ich entscheide mich jetzt sofort, diese Unsicherheit loszulassen – in allen Bereichen – jetzt und für immer – und umzuwandeln in Sicherheit." – tief atmen –**

Dies machst du mehrfach hintereinander.

Und ganz wichtig: Tief atmen! Wirklich in den Bauch ein- und ausatmen. Wende dies mindestens 21 Tage 3x täglich an, im besten Falle 12 Wochen und sprich die Sätze laut, denn das Unterbewusstsein reagiert auf deine Stimme. Für zwischendurch, wenn du mal keine Gelegenheit hast, die langen Sätze zu sprechen, gibt es eine **Kurzaffirmation**: Diese lautet: **Ich bin mir meiner selbst sicher und im Frieden.** Diese Kurzaffirmation kannst du immer nutzen, entweder mit dem Klopfen des Punktes oder auch ohne. Dadurch, dass deine Unsicherheit bestimmt schon einige Jahre, wenn nicht sogar

Jahrzehnte besteht bzw. immer wieder in Erscheinung tritt und dadurch in deinem Gehirn Gedankenverbindungen, sogenannte Synapsen bestehen, die der Unsicherheit entsprechen, kannst du dir vorstellen, dass es eine gewisse Zeit braucht, um diese Gedankenverbindungen zu verändern.

Durch die Affirmationen gibst du deinem Unterbewusstsein und deinem Gehirn den Befehl, diese Unsicherheit in Sicherheit umzuwandeln. Also eine neue Gedankenverbindung aufzubauen. Du kannst dir das so vorstellen, dass hier ein neuer Weg entsteht. Ein kleiner Trampelpfad.

Jedes Mal, wenn du diese Sätze sprichst, wird dieser Trampelpfad breiter. Du nutzt dies immer und immer wieder. Du fühlst mit der Zeit diese Sicherheit und dein bewusstes Denken geht in automatisches Denken über. Du nutzt dann deinen Autopilot.

Und damit bist du auf der 4-spurigen Autobahn der Sicherheit.

Vorher hast du die 4-spurige Autobahn in Sachen Unsicherheit genutzt. Es war dir zur Gewohnheit geworden, Unsicherheit zu fühlen.

Kapitel
12.2

# WIE DU AUS DEINEN SORGEN AUSSTEIGST UND MIT ZUVERSICHT IN DEINE ZUKUNFT GEHST

Bitte zuerst die Grundlagen lesen
Kapitel 11

Hier geht es um deine Sorgen! Um was machst du dir Sorgen?

- Deinen Arbeitsplatz
- Deine Familie
- Deine finanzielle Sicherheit
- Deine Gesundheit
- Deine eigene Gesundheit oder die der Familie

In meiner Familie, bei meinen Eltern war es so, dass immer ein Elternteil krank war, die Sorge um Gesundheit war also riesengroß.

Dadurch hatte sich bei mir im Unterbewusstsein die Erinnerung an die Sorge um Gesundheit tief eingegraben. Und immer wenn von Krankheit die Rede war, wurden meine abgespeicherten

Informationen „Sorgen um Gesundheit“ wachgerufen. Auch du wirst dich vielleicht erinnern, welche Sorgen in deiner Familie, deiner Kindheit allgegenwärtig waren. Und so geht es mit allen Sorgen, die wir haben. Es sind abgespeicherte Informationen von früheren Ereignissen, die wachgerufen werden, sobald das Thema aktuell ist. Deshalb wird die Sorge immer wieder aktuell.

Wie oft kannst du vor Sorgen nicht schlafen und du siehst keinen Ausweg mehr? Aber je mehr du dir Gedanken machst, meistens um Dinge, die in der Zukunft liegen, also noch nicht in der Gegenwart sind, desto mehr ziehst du sie an. Es ist wichtig, deine Gedanken zu verändern, denn durch das Gesetz der Anziehung bekommst du immer mehr von dem, was du denkst. Also werden deine Sorgen immer größer – aber genau die willst du loslassen.

Deshalb ist es wichtig, diese Sorgen umzuwandeln in Sorglosigkeit und Zuversicht.

Es gibt nun diese Methode, basierend auf der Klopftechnik und entsprechenden Affirmationen. Die genaue Erklärung habe ich dir in der Einleitung schon gegeben, deshalb möchte ich hier nicht alles wiederholen.

Nur so viel, deine Emotionen werden Organen zugeordnet. Und in deinem Körper gibt es Energiebahnen, die Meridiane. **Die Endpunkte des Magenmeridians liegen auf deinen Wangenknochen unter deinen Augen.**

Diese solltest du jetzt leicht mit den Fingern klopfen und gleichzeitig eine Affirmation sprechen. Dadurch kannst du die gespeicherten, negativen Informationen in deinem Unterbewusstsein umwandeln, damit du in Zukunft keinen Resonanzpunkt zu deinen Sorgen mehr findest.

Also klopfe jetzt mit deinen Mittelfingern die Meridianpunkte des Magens auf deinen Wangenknochen und sprich folgende Affirmationen dazu:

1. **„Ich liebe und akzeptiere mich mit meinen Sorgen … (hier setzt du dein aktuelles Thema ein, mit dem du zurzeit Sorgen hast, z.B. meine Sorgen um meinen Arbeitsplatz, meine Beziehung usw.) bis auf die tiefst mögliche Ebene und vom allerersten Augenblick an, als ich diese Sorgen verspürte, aber nicht verarbeitet habe." – tief atmen –**

   Du gibst den Widerstand gegen die Sorgen auf, du klopfst wieder die Punkte auf deinen Wangenknochen unter den Augen und sprichst:

2. **„Ich liebe und akzeptiere mich, auch wenn ich diese Sorgen … (hier wieder dein Thema einsetzen) jetzt noch nicht loslassen kann." – tief atmen –**

   Jetzt bist du in der Lage, die Sorgen in Zuversicht umzuwandeln. Du klopfst wieder die Punkte auf deinen Wangenknochen und sprichst:

3. **„Ich entscheide mich jetzt sofort, diese Sorgen … (wieder dein Thema mit einsetzen) loszulassen – in allen Bereichen – jetzt und für immer – und umzuwandeln in Sorglosigkeit und Zuversicht." – tief atmen –**

Du kannst deine aktuelle Sorge immer mit formulieren, indem du sagst: Ich liebe und akzeptiere mich mit meinen Sorgen (um meinen Arbeitsplatz, um meine Gesundheit, um meine Beziehung usw.)

Dies machst du mehrfach hintereinander.

Und ganz wichtig, tief atmen, wirklich in den Bauch ein- und ausatmen.

**Empfehlung:** mindestens 3 Wochen 3 x täglich, besser sind 12 Wochen.

Für zwischendurch, wenn keine Gelegenheit ist, die langen Sätze zu sprechen, gibt es eine Kurzaffirmation: Diese lautet „Ich bin auf das Positive ausgerichtet".

Kapitel
12.3

# WIE DU DIE HERAUSFORDERUNG ANNIMMST, ANGST IN MUT ZU VERWANDELN

Bitte zuerst die Grundlagen lesen
Kapitel 11

Fast alle Menschen kennen Angst.

Die Angst ist auch lebensnotwendig in Situationen, in denen wir diese Angst brauchen, um Adrenalin auszuschütten und Kraft zu haben zu flüchten oder zu kämpfen. In der heutigen Zeit gibt es diese Situationen aber nicht mehr oft. Es sind meist die kleineren Dinge bzw. die seelischen Ängste. Ich will dies nicht herunterspielen, Angst ist etwas sehr Bedrohliches.

Es gibt Menschen, die haben Angst in großen Menschenansammlungen oder vor großer Höhe. Es gibt Menschen, die haben Angst vor Hunden, vor Spinnen, vor Schlangen usw. Es gibt Menschen, die haben Angst vor Krankheit, vor dem Tod.

Es gibt Menschen, die haben Angst, vor Menschen zu sprechen. Die Angst davor, die Liebe eines anderen Menschen zu verlieren. Außerdem gibt es die Angst vor Ablehnung. Diese Angst hindert dich, in deine Größe zu kommen, dein Leben wirklich großartig zu machen.

Stell dir jetzt einfach mal vor, du hättest diese Angst nicht. Du könntest wirklich alles tun, ohne die Angst, von anderen Menschen angegriffen zu werden. Ohne die Angst, dich lächerlich zu machen.

Aber jeder Angst liegt eine Ursache zugrunde.

Diese Ursache liegt zu 99 % in einem Erlebnis in der Kindheit.

Bei der Ursachenforschung ist es hilfreich, deine Ängste aufzuschreiben.

Wann spürst du deine Angst am meisten?

Welche Auslöser hat deine Angst?

Welche Gedanken kommen hier immer wieder hoch?

Dann gehst du in deinem Leben zurück und schaust: Wann habe ich mich genauso oder ähnlich gefühlt? Du wirst eine Situation in deiner Kindheit finden, in der du Angst gefühlt hast. Vielleicht denkst du heute als Erwachsener, da war ich ja auch noch ein Kind. Diese Angst kann ja nicht mit der heutigen Angst zusammenhängen.

Aber glaube mir, genauso ist es. Deine Angst als Kind, die

du heute vielleicht als unbegründet ansiehst, hast du über die Jahre immer wieder genährt. Denn du hast immer wieder an diese allererste Situation angedockt. Ohne es zu wissen. Und daraus ist eine Angst entstanden, die du heute nicht einschätzen kannst.

Alle Erfahrungen sind im Zellgedächtnis abgespeichert. Werden diese Gefühle auf Dauer ignoriert oder bagatellisiert, dann kann dies zu psychischen oder auch physischen Problemen führen.

Oft denkst du vielleicht: Immer wieder die gleiche Situation, immer wieder diese Angst. Dann bist du ganz nah dran.

Forsche weiter und schreibe dir diese Situationen auf.

Als Organ werden hier die Nieren angesprochen. **Die Meridianendpunkte der Nieren sind die kleinen Kuhlen am Schlüsselbein.**

Auch hier sprichst du wieder diese 3 Affirmationen und klopfst diese kleinen Kuhlen am Schlüsselbein.

1. **„Ich liebe und akzeptiere mich mit meiner Angst ... (hier setzt du wieder dein aktuelles Thema ein, z. B. meine Angst vor Ablehnung) bis auf die tiefst mögliche Ebene und vom allerersten Augenblick an, als ich diese Angst verspürte, aber nicht verarbeitet habe.“ – tief atmen –**
   Du gibst den Widerstand gegen die Angst auf, du klopfst wieder die Punkte in den kleinen Kuhlen am Schlüsselbein und sprichst:

2. **„Ich liebe und akzeptiere mich, auch wenn ich diese Angst ... (hier wieder dein aktuelles Thema einsetzen) jetzt noch nicht loslassen kann." – tief atmen –**
   Jetzt bist du in der Lage die Angst in Mut umzuwandeln. Du klopfst wieder die Punkte in den kleinen Kuhlen am Schlüsselbein und sprichst:
3. **„Ich entscheide mich jetzt sofort, diese Angst... (hier wieder dein aktuelles Thema einsetzen) loszulassen – in allen Bereichen – jetzt und für immer – und umzuwandeln in Mut." – tief atmen –**

Auch hier kannst du deine eigenen Ängste benennen: meine Angst verlassen zu werden, meine Angst meine Arbeit zu verlieren, meine Angst krank zu werden, meine Angst um meine Kinder, meine Angst vor Ablehnung usw.

Dies machst du mehrfach hintereinander. Und ganz wichtig, tief atmen, wirklich in den Bauch ein- und ausatmen.

**Empfehlung:** mindestens 3 Wochen 3 x täglich. Ideal sind 3 Monate also 12 Wochen. In dieser Zeit manifestierst du deine 4-spurige Autobahn des Mutes.

Für zwischendurch, wenn keine Gelegenheit ist, die langen Sätze zu sprechen, gibt es eine Kurzaffirmation: Diese lautet: **Ich bin mutig und stark.**

**Wenn du dich hier auf Mut konzentrierst und sagst: Ich bin mutig und stark, dann kannst du in diesem Moment**

**nur den Mut fühlen, nicht die Angst.**
**Es ist unmöglich negative und positive Gefühle gleichzeitig wahrzunehmen.**
**Die Angst kommt zurück. Aber wenn du hartnäckig bist und diese 3 Monate oder auch noch länger, wirklich durchziehst, wirst du belohnt werden, den Mut wirklich fühlen und die Angst besiegt haben. Denn dann hast du neue Gedankenverbindungen in deinem Gehirn verankert.**
Also sei fleißig und bleib dir treu. Übe jeden Tag immer und immer wieder und du wirst die Angst überwinden und den Mut finden.

Wie genial einfach ist das denn? Es ist einfach genial einfach. Du musst es nur tun. Dein positiver Energieball um dich herum wird immer strahlender. Dein negativer Energieball wird kleiner und kleiner.

Du erschaffst dir dein Leben.

Kapitel
12.4

# AUS DER TRAURIGKEIT IN FREUDE ZU KOMMEN, IST WIE EINE LEITER EMPORZUKLETTERN

Bitte zuerst die Grundlagen lesen
Kapitel 11

Was macht dich traurig?

Woher kommt dein Kummer?

Was macht diese Traurigkeit/dieser Kummer mit dir?

Deine Gedanken könnten sein: Darüber komme ich nie hinweg. Das ist das Ende. Ich sehe keinen Ausweg.

Es kann sein, dass du trauerst, wenn ein naher Angehöriger gestorben ist oder auch wenn eine Beziehung auseinandergeht. Es können aber auch einfach immer wieder traurige Momente sein, die du nicht an etwas Bestimmten festmachen kannst. Um nun diese Traurigkeit oder den Kummer immer weiter loslassen zu können, gibt es eine einfache Methode, die dir, basierend auf den Klopfpunkten und dazugehörigen Affirmationen, dabei helfen kann, die körperliche Seite zu entlasten und gleichzeitig deiner Seele die Möglichkeit zu geben, frühere Erinnerungen, die in deinem Unterbewusstsein abgespeichert sind, zu lösen. Auch ich hatte eine große Traurigkeit in mir. Lange Zeit habe ich geglaubt, die Ursache wäre der Tod meines Vaters gewesen, um den ich nie richtig getrauert habe. Dies spielte sicherlich auch eine Rolle, aber die allererste Traurigkeit habe ich in meinem Unterbewusstsein beim Tod meines Bruders abgespeichert. Es waren Erinnerungen an meinen Bruder, der nur ein Jahr nach mir auf die Welt kam und direkt nach der Geburt gestorben ist. Diese Traurigkeit wurde über meine Mutter bei mir gespeichert. Und jede weitere Situation, die mit Traurigkeit zusammenhing, schloss sich an diese erste Erinnerung an. So dass die Traurigkeit in meinem Leben mehr und mehr wurde. Ohne dass mir dies bewusst war. Wenn ein Resonanzpunkt in unserem Unterbewusstsein vorhanden ist, werden wir bei ähnlichen Situationen immer wieder erinnert und stärken diesen Punkt. Dann ist es nach Jahrzehnten fast unmöglich wieder aus diesen Gefühlen herauszukommen.

Hier siehst du, dass es auch Erinnerungen gibt, an die wir uns wirklich nicht erinnern können. Aber sie sind im Unterbewusstsein gespeichert.

Und immer wenn im Leben danach eine Situation ähnliche Gefühle verursacht, wie diese Traurigkeit, leiden wir und können diese Gefühle nicht verarbeiten. Natürlich trauert man nach einem Tod oder einer Trennung, aber dies sollte in einer überschaubaren Zeit verarbeitet werden. Immer wenn es länger dauert, ist eine

Information von einem früheren Erlebnis nicht verarbeitet worden, und wir fühlen diese ausweglose Situation.

Ich gebe dir das Beste meiner Werkzeuge, um dich aus dieser Traurigkeit oder diesem Kummer herauszuholen und zwar, die Erinnerung an ein früheres Erlebnis zu verarbeiten und umzuwandeln.

Mit dieser wunderbaren, sehr wirksamen Methode, basierend auf der Klopftechnik mit wunderbaren Affirmationen, bist du in der Lage, innerhalb kürzester Zeit eine Verbesserung zu mehr Freude in deinem Leben zu erreichen. Gleichzeitig kümmerst du dich hiermit um deine Gesundheit. Nutze diese Gelegenheit, denn sonst wird dein Leben weiter mit dieser Traurigkeit verlaufen, und du wirst immer isolierter werden.

Nun gibt es in deinem Körper einen Zusammenhang zwischen deinen Gefühlen und deinen Organen. Hier wird die Traurigkeit der Lunge zugeordnet. Wir haben in unserem Körper Energiebahnen, die mit unseren Organen in Verbindung stehen.

Um nun die Energie wieder frei fließen zu lassen, gibt es Endpunkte des Lungenmeridians, die geklopft werden. Die Punkte der Lunge und gleichzeitig der Traurigkeit/des Kummers findest du innen an deinen Daumennägeln, zum Zeigefinger hin.

Diese Punkte darfst du mit deinen Zeigefingern klopfen oder auch drücken und gleichzeitig die entsprechenden Affirmationen sprechen.

Diese Affirmationen sind sehr wirksam, und du wirst innerhalb von Minuten spüren, dass die Energie wieder fließt. Ich weiß, von Traurigkeit zur Freude ist es ein weiter Weg, aber fühl dich jedes Mal ein bisschen besser, so dass du jedes Mal eine kleine Steigerung fühlst. Du spürst sofort eine kleine Veränderung, hin zu einem leichteren Gefühl.

Du wirst vielleicht einige Monate brauchen, um die Freude in deinem Leben wieder fest zu verankern. Aber es lohnt sich, durchzuhalten. Wie gesagt, bei jeder Anwendung verspürst du Erleichterung, aber um dies wirklich zu verankern, braucht es Übung.

Du klopfst die Punkte an den Daumennägeln innen und sprichst dazu:

**1. „Ich liebe und akzeptiere mich mit meiner Traurigkeit (wenn du hier einen aktuelles Thema benennen kannst, dann setze es hier ein) bis auf die tiefst mögliche Ebene und vom allerersten Augenblick an, als ich diese Traurigkeit bemerkte, aber nicht verarbeitet habe." – tief atmen –**

Du gibst den Widerstand gegen die Traurigkeit auf, du klopfst wieder die Punkte auf den Daumennägeln und sprichst:

**2. „Ich liebe und akzeptiere mich, auch wenn ich diese Traurigkeit (hier evtl. wieder dein aktuelles Thema einsetzen) noch nicht loslassen kann." –tief atmen –**

Jetzt bist du in der Lage die Traurigkeit in Richtung Freude zu bewegen. Du klopfst wieder die Punkte auf deinen Daumennägeln und sprichst:

**3. „Ich entscheide mich jetzt sofort, diese Traurigkeit (hier wieder das aktuelle Thema einsetzen) loszulassen – in allen Bereichen – jetzt und für immer – und umzuwandeln in Freude." – tief atmen –**

Dies machst du mehrfach hintereinander.

Und ganz wichtig: Tief atmen, wirklich in den Bauch ein- und ausatmen.

**Empfehlung:** mindestens 3 Wochen 3x täglich üben, nach oben sind keine Grenzen gesetzt. Um die Freude wirklich zu manifestieren solltest du 3 Monate ansetzen.

Für zwischendurch, wenn du gerade keine Gelegenheit hast die Sätze zu sprechen, gibt es eine Kurzaffirmation: Diese lautet: **Ich genieße mein Leben voll und ganz.**

Ich weiß, am Anfang wirst du denken, ich genieße mein Leben aber noch nicht wirklich – sprich es trotzdem aus. Du beeinflusst damit dein Unterbewusstsein. Lass es wirken.

Außerdem empfehle ich dir: Mache täglich 1 Stunde einen Spaziergang, am besten in der Natur, im Wald. Achte darauf, in die Ferne zu schauen, also den Kopf nach oben zu heben.

Die Augen auf den Horizont zu richten.

Das ist das allerbeste Mittel gegen Depressionen und Traurigkeit.

Kapitel
12.5

# WIE ES FÜR DICH MÖGLICH IST, DEINEN FRUST ZU ÜBERWINDEN UND DAMIT DEINE SCHOKOLADENSUCHT LOS ZU WERDEN

Bitte zuerst die Grundlagen lesen
Kapitel 11

Worüber bin ich frustriert? Was macht mich so frustriert? Warum bin ich so unruhig? Nichts will mir gelingen. Ich bekomme nichts geregelt, ich fange alles an und nichts fertig. Aus Frust fange ich an zu essen, obwohl ich keinen Hunger habe oder ich habe keinen Appetit. Mit der Zeit drückt der Magen, mir ist schlecht, dann kommt auch noch Sodbrennen hinzu. Danach meldet sich die Galle – es drückt, vielleicht sogar Schmerzen. Vielleicht kennst du diese Schleife auch, die sich immer wieder wiederholt. Wir versuchen z.B. mit dem Essen, das zu bekommen, was uns fehlt.

Zuwendung, Anerkennung, Liebe usw.

Aber wo ist der Ursprung für diesen immer wiederkehrenden Frust, den ich verspüre?

Ich zum Beispiel weiß, von meiner Mutter, dass ich als kleines Kind nicht essen wollte und zum Essen gezwungen wurde. Ich spuckte das Essen immer wieder aus. Dies hat bei mir Frust ausgelöst. Ich konnte mich nicht wehren. Zu diesem Zeitpunkt habe ich Informationen von diesem Frust in meinen Zellen abgespeichert. Immer wenn eine ähnliche Situation kommt, werde ich erinnert. Ich habe es nie verarbeitet. Vielleicht kennst du das auch, immer wieder Situationen, in denen du dich gerne wehren würdest, du würdest so gerne deinen Frust rauslassen. Aber es geht nicht. Heute sind es vielleicht auch Situationen im Beruf oder in der Familie, wo du an die Grenzen kommst und frustriert bist. Und ich sage dir, du brauchst den Frust nicht rauslassen, du brauchst ihn auch nicht schlucken, du brauchst dich nicht wehren, es ist viel einfacher. Du wandelst ihn um, du entfernst einfach den Resonanzpunkt mit dieser Technik. Deshalb ist es so wichtig, in Gedanken an diesen 1. Punkt zu gehen, auch wenn du nicht weißt, wann oder was es war. Dein Unterbewusstsein unterstützt dich in diesem Moment bei der Verarbeitung, du gibst deinem Unterbewusstsein in diesem Moment die Erlaubnis dafür. Der Frust hängt mit der Galle zusammen und die Endpunkte des Gallen-Meridians liegen neben den Augen an den Schläfen.

Auch hier sprichst du wieder diese 3 Affirmationen und klopfst diese Punkte an den Schläfen, neben deinen Augen:

**1. „Ich liebe und akzeptiere mich mit meinem Frust … (hier setzt du wieder dein aktuelles Thema ein, z. B. meinen Frust, mich nicht wehren zu können) bis auf die tiefst mögliche Ebene und vom allerersten Augenblick an, als ich diesen Frust verspürte, aber nicht verarbeitet habe." –tief atmen –**

Du gibst den Widerstand gegen den Frust auf, du klopfst wieder die Punkte in an den Schläfen und sprichst:

**2. „Ich liebe und akzeptiere mich, auch wenn ich diesen Frust … (hier wieder dein aktuelles Thema einsetzen) jetzt noch nicht loslassen kann." – tief atmen –**

Jetzt bist du in der Lage den Frust in Geduld umzuwandeln. Du klopfst wieder die Punkte an den Schläfen und sprichst:

**3. „Ich entscheide mich jetzt sofort, diesen Frust… (hier wieder dein aktuelles Thema einsetzen) loszulassen – in allen Bereichen – jetzt und für immer – und umzuwandeln in Geduld." – tief atmen –**

Auch hier setzt du immer wieder dein Thema ein. Dies machst du mehrfach hintereinander. Und ganz wichtig, tief atmen, wirklich in den Bauch ein- und ausatmen. Empfehlung: mindestens 3 Wochen 3 x täglich. Ideal sind 3 Monate also 12 Wochen.

In dieser Zeit manifestierst du deine 4-spurige Autobahn der Geduld.

Für zwischendurch, wenn keine Gelegenheit ist, die

langen Sätze zu sprechen, gibt es eine Kurzaffirmation: Diese lautet:

**Ich bin in Freude geduldig.**

Ich weiß, du bist in dem Moment nicht geduldig und es ist eine wirkliche Herausforderung, diese Punkte zu klopfen und zu sagen: „Ich bin in Freude geduldig."

Aber du wirst belohnt, wenn du es trotzdem machst. Und ich verspreche dir aus eigener Erfahrung, du wirst mit der Zeit geduldig mit dir. Die anderen kannst du eh nicht ändern. Du kannst nur dich ändern.

Hier nun meine kleine Geschichte über meine Schokoladensucht:

Vor ca. 3 Jahren habe ich ganz intensiv diese Klopftechnik nochmal für mich genutzt. Nun, bei dem Klopfpunkt des Frustes, flossen plötzlich Tränen bei mir. Ich fühlte eine unendliche Traurigkeit und mir wurde plötzlich bewusst, woher dies kam.

*„Ich war ca. 5 Jahre alt, als meine Mutter eine schwere Herzoperation hatte. Das war 1960 und zu dieser Zeit noch nicht so selbstverständlich wie heute. Sie war für ca. 6 Wochen in Düsseldorf im Krankenhaus. Wir Kinder wurden aufgeteilt. Mein älterer Bruder durfte zuhause beim Vater bleiben. Mein jüngerer Bruder, der zu der Zeit 6 Monate alt war und ich, wurden bei Verwandten untergebracht.*

*Der kleine Bruder war hier der Hahn im Korb, alles drehte sich um dieses Baby. Ich fühlte mich absolut fehl am Platz und wurde oft nicht beachtet. Ich fühlte mich unendlich allein gelassen. An einem Tag kam ein Fotograf, um Bilder von uns Kindern zu machen. Ich bekam im Vorfeld eine Tafel Schokolade (200 Gramm) geschenkt.*

*Für das Foto sollte ich diese Schokolade aus der Hand legen, damit sie nicht mit auf das Bild kommt. Ich legte sie widerwillig auf die Lehne des Sofas. Und wie der Zufall es wollte, die Schokolade war mit einer Ecke zu sehen."*

Dieses Bild tauchte nun vor meinem inneren Auge auf und ich wusste sofort, was hier geschehen war. Ich hatte ab diesem Zeitpunkt, als ich diese 200 Gramm Schokolade geschenkt bekam, meine vermisste Beachtung, meine fehlende Anerkennung, meine Sorge um die Mutter, meine Traurigkeit, die fehlende Liebe, versucht mit Schokolade zu ersetzen.

Ich habe in meinem Leben unendlich viel Schokolade gegessen. Es war eine wirkliche Sucht.

Wenn keine Schokolade im Haus war, nahm ich auch das Nutellaglas.

Ab diesem Moment, wo ich den Ursprung erkannte, und mit der Klopftechnik – hier dem Frustpunkt - bearbeitet habe, war die Schokoladensucht wie weggeblasen. Alles war zu süß. Schokolade kein Thema mehr.

Ich esse immer noch gerne ein Stück Kuchen und auch Süßigkeiten, aber mit einem ganz anderen Gefühl.

# STRESS GANZ SCHNELL AUSSCHALTEN

Stress gehört zu allen negativen Gefühlen dazu.

Deshalb solltest du den Stresspunkt auf jeden Fall kennenlernen. In jeder Situation, in der du spürst, es wird stressig, und das fängt ja meist schon frühmorgens an, brauchst du den Stresspunkt.

Liegst auch du morgens wach und denkst, wofür soll ich aufstehen? Eigentlich will ich viel lieber liegen bleiben. Dein Körper fühlt sich nicht wohl? Er ist so schwer! Du zwingst dich vielleicht, an positive Dinge zu denken und auch daran, dass du dankbar sein solltest. Du hast sicherlich schon davon gehört, dass du den Tag mit Dankbarkeit beginnen solltest. Der Geist wehrt sich aber, genau das zu tun. Es ist so unglaublich schwer, dankbar und positiv zu denken und zu sein. Du denkst: Ich sollte mit Freude aus dem Bett springen und mich auf diesen unglaublich tollen Tag freuen. Dein Körper wehrt sich aber genau das zu tun. Schlafen kannst du aber auch nicht mehr. Das Gedankenkarussell läuft, läuft und läuft.

Auch ich erlebe das hin und wieder, manchmal sogar,

wenn es keinen einzigen Grund gibt, mich so zu fühlen. Es ist dann alles so diffus, so unwirklich. Was also können ich und auch du tun?

Meine persönliche Empfehlung, die mir immer hilft, und mir wird immer mehr bewusst, wie wertvoll sie ist: Nutze die Klopftechnik mit den Affirmationen.

**Der Punkt, der immer dazugehört, ist der Stresspunkt.** Denn zu allen negativen Gefühlen und Situationen, und die haben wir auch morgens im Bett, wenn das Gedankenkarussell läuft, gehört immer Stress.

Und hier bekommst du diesen wichtigsten Punkt:

Er liegt direkt unter der Nase, diesen Punkt klopfst du (ich weiß, auch dazu hast du eigentlich keine Lust) aber mach es trotzdem und atme ganz tief.

Die Kurzaffirmation dazu lautet: **„Ich erreiche meine Ziele mit Anmut, Leichtigkeit und Freude."**

Ich gebe dir hier nur die Kurzaffirmation, denn wenn wir Stress haben, wollen wir keine langen Affirmationen sprechen. Es muss schnell gehen, um aus dem Stress rauszukommen.

Denk in diesem Moment an das, was du jetzt gerne hättest oder was du im Laufe des Tages machen möchtest. Klopfe dabei den Punkt unter der Nase und sprich die Affirmation.

Wiederhohle das mindestens 5 x hintereinander. Dein Gefühl verändert sich. Deine Atmung verändert sich.

Deine Gedanken gehen in eine positive Richtung.

Und dann raus aus dem Bett und bei jedem Schritt ins Bad sagst du: Danke, danke, danke.

Die ersten Schritte, die ersten Veränderungen sind erfahrungsgemäß die schwersten.

Bleibe dran und fühle die Veränderung von Moment zu Moment.

Nutze diesen Stresspunkt bei jeder Gelegenheit, in der du spürst, es wird stressig.

Klopf diesen Punkt unter der Nase und sprich diesen Satz:

**„Ich erreiche meine Ziele mit Anmut, Leichtigkeit und Freude.“**

Immer wenn du Dinge und Situationen in deinem Leben, die dich stören, ganz anders haben willst, dann ist es Widerstand, dann ist es Kampf.

Wenn du aber hinschaust und dich mal fragst, was soll/ will mir diese Situation oder der Mensch, der mich gerade so richtig ärgert, denn damit sagen?

Dann bist du der Lösung auf der Spur. In diesem Moment hörst du auf, dagegen zu sein. Du nimmst die Situation an, du gehst einen Schritt zurück und wirst neutral. Das ist ganz wichtig. Du sagst dir: Es ist so. Das ist gerade so in meinem Leben. Ich nehme es an, es ist meins. Das ist meine Angst, meine Wut, mein Ärger, mein Stress oder meine Verletzlichkeit. Ja, da gibt es jemanden, der an dieser Angst usw. beteiligt ist. Aber in dem Moment, in dem du diese negative Emotion, diese Situation für dich wahrnimmst und annimmst, besinnst du dich auf dich allein.

Der Andere ist jetzt raus.

Die Verbindung wird unterbrochen und der Druck lässt nach. Und nur, wenn du eine Situation bzw. Emotion als deine annehmen kannst, bist du in der Lage, diese zu verändern. Jetzt fühlst du ein kleines bisschen Frieden, den du gerade mit dir schließt.

Kapitel
13

# DIE MACHT DER SELBSTLIEBE

Eine minimalistische Anleitung zur wichtigsten Beziehung in deinem Leben

Werde zuerst selbst zu dem/der idealen Traumpartner/ in, den/die du dir wünschst.

Dann ziehst du automatisch den/die ideale/n Traumpartner/ in an.

Dies gilt nicht nur für einen Partner oder eine Partnerin, sondern für alle Beziehungen, die wir uns wünschen, für alle Menschen in unserem Umfeld. Werde zu dem Menschen, dem du gerne begegnen möchtest.

Wie machst du das? Liebe dich selbst.

Was hindert dich daran glücklich zu sein, dich selbst zu lieben?

- Traurigkeit
- Ärger
- Wut
- Angst
- Sorgen
- zu große Anforderungen
- keine Anerkennung
- nicht beachtet werden
- nicht geliebt werden
- Verletzungen
- Unsicherheit
- Mangel an Selbstbewusstsein

Wenn ich heute zurückblicke, dann sehe ich, wie wichtig es ist, hinzuschauen bzw. nachzuspüren „Wie fühle ich mich denn?" Wenn das Leben nicht so läuft, wie du es gerne hättest. Und genau dieses Gefühl bringt dich sehr schnell auf die richtige Spur.

Ich fühlte mich wirklich nicht am richtigen Platz. Ich hatte das Gefühl, weggehen zu müssen. Ich lebte lange Zeit wie unter einer Glocke. Von Selbstliebe hatte ich bis dahin nur gehört: „Liebe deinen Nächsten, wie dich selbst".

Verstanden habe ich davon nur, den Anderen zu lieben, und für den Anderen zu sorgen. Denn Selbstliebe wird nicht gelehrt. Deshalb suchen wir auch die Liebe im Außen. Genauso wie die Anerkennung.

**Die Beziehung zu dir selbst sollte an 1. Stelle stehen. Denn du bist die wichtigste Person in deinem Leben. Du**

**hast es verdient, glücklich zu sein.**

Wir brauchen nichts an uns verändern – wir müssen lediglich mit der Liebe in Verbindung kommen, die bereits in uns ist.

Wir schauen aber immer zuerst im Außen. Wenn es hier nicht mehr funktioniert, sind wir vielleicht bereit, nach innen zu schauen. Die meisten Menschen haben kein hohes Selbstwertgefühl, Selbstachtung oder Selbstbewusstsein. Die meisten Menschen haben nicht viel Vertrauen in sich selbst. Wenn du nun den Frieden, die Freude und das Glück finden willst, dann musst du dich zwingend selbst mehr lieben. Liebe dich selbst. Du musst dich daran erinnern, wer du wirklich bist. Du bist reine Liebe. Du bist perfekt.

Atme jetzt tief durch und mach dir immer wieder klar, dass du reine Liebe bist.

Liebe deinen Nächsten bedeutet allerdings auch: Immer, wenn wir einen anderen Menschen ablehnen, ihn nicht akzeptieren wie er ist, dann schaden wir uns selbst. Jeder Mensch, den wir ablehnen, spiegelt mit Sicherheit einen Teil von uns selbst, den wir ablehnen. Also, liebe dich selbst, heißt auch: liebe und akzeptiere dich mit all deinen Teilen, mit all deinen Schwächen, mit all deinen Fehlern, dann brauchst du im Außen nichts abzulehnen und kommst mit deinem Umfeld viel besser zurecht.

Deine Beziehungen – deine Selbstliebe

Die wichtigste Beziehung, ist die Beziehung zu dir selbst.

Du bist die wichtigste Person in deinem Leben. Welches Gefühl ist zurzeit in deinem Leben sehr präsent? Das ist der Ist-Zustand.

Welches Gefühl hättest du gerne in deinem Leben? Das ist dein Ziel.

Fühl in dich hinein.

Es ist wichtig, das passende Gefühl zu finden.

Mach zuerst eine Liste mit 10 Dingen, die du an dir magst, die wirklich toll sind.

Ich weiß, das ist für die meisten Menschen schon eine sehr große Herausforderung.

Die meisten Menschen bleiben bei 3 Dingen hängen. Du bist nicht allein damit. Wir sind es nicht gewohnt, uns als wertvoll und schön zu sehen. Die Kritikpunkte kommen sehr schnell, da brauchst du nicht lange überlegen. Daran bist du gewöhnt. Wir haben oft gehört:

Eigenlob stinkt.

Bleib auf dem Teppich.

Du doch nicht – wie willst du das schaffen.

Du warst schon immer zu langsam, zu dumm, zu abhängig usw.

Wie willst du dich fühlen?

Ich will mich geliebt fühlen, ich will mich geborgen fühlen, ich will mich sicher fühlen.

Ich will mich mutig fühlen, ich will mich sorgenfrei fühlen, ich will mich schön fühlen.

Ich will mich schlank fühlen, ich will mich erfolgreich fühlen, ich will mich glücklich fühlen.

Du musst dir dein Gefühl suchen.

Und je genauer du dir dein Ziel beschreibst – auch bei der Liebe, bei der Beziehung, bei der Selbstliebe – wirst du bei der Beschreibung fühlen, worauf es ankommt.

Übe es jeden Tag – gehe vor den Spiegel – schau dich an. Nähere dich deinem Selbstbild.

Was du in dem Spiegel siehst, stimmt nicht überein mit dem, was du fühlst? Aber es muss zusammen passen. Das ist deine Übung für die nächsten Tage, vielleicht auch Wochen. Zuerst wirst du dich über diese Übung ärgern, aber nach und nach wirst du Spaß daran finden, dich anzuschauen. Dich zu mögen – dich zu lieben. So wie du bist – bist du ok. Mit diesem Gefühl gehst du in deinen Tag – und du wirst überrascht sein, was die Menschen dir nun entgegen bringen. Einige werden dich anlächeln, andere werden dich erstaunt ansehen. Vielleicht gibt es Menschen in deiner Umgebung, die wirklich die Veränderung spüren. Und dich fragen, was ist denn mit dir passiert? Hast du Urlaub gebucht? Hast du jemanden kennen gelernt? Usw.

Du bist heute hier, um dich an deine Selbstliebe zu erinnern. An all deine Fähigkeiten, an deine

Lebensaufgabe. Es geht um die Erinnerung.

Du hast aber so viele negative Erinnerungen, auf die du in deinem täglichen Leben immer wieder zurückgreifst. Es sind alles keine neuen Erfahrungen, die du machst, es sind immer nur Erinnerungen an Erlebnisse und die dazugehörigen Gefühle.

Wenn dir das klar ist (und um das zu begreifen, bist du heute hier), und wenn du jetzt den Entschluss fasst, dein Leben zu verändern, dann wird es mit diesem Wissen leichter sein. Schaue nicht in die Vergangenheit, sondern darauf, wie du sein willst.

Sieh es als Möglichkeit – erschaffe dadurch ein neues Resonanzfeld und ziehe dies in dein Leben. Erschaffe dir dein Selbstbild, mit dem du dich wohl fühlst. Nur wenn es dir wirklich gut geht und du dich selbst bedingungslos liebst, dann bist du in deiner Kraft. Dann bist du auch in der Lage anderen zu helfen.

Aber, erst dann. Zuerst kommst du selbst. Für dich muss gut gesorgt sein.

Denke daran: Nur wenn es dir selbst gut geht, kannst du auch anderen helfen.

Du kennst sicher die Sicherheitsübung im Flugzeug:

Die Anweisung, wie du mit der Sauerstoffmaske umgehen sollst: „Ziehen Sie zuerst sich selbst die Maske heran, legen Sie sie auf Mund und Nase. Zuerst sich selbst. Und erst dann helfen Sie dem Kind neben sich“.

Denn wenn du zuerst dem Kind hilfst, geht dir die Luft aus und dann sind am Ende womöglich beide tot.

Du bist die wichtigste Person in deinem Leben. Deine Gefühle helfen dir, dich als die wichtigste Person zu erkennen.

Du bist es wert.

Und bei jedem negativen Gefühl, das hier hochkommt, gehst du zurück zu der Klopftechnik. Kapitel 11. Nutze sie immer und immer wieder.

Jeder Mensch ist reine Liebe.

Sie ist oft versteckt hinter Traurigkeit, Angst, Wut, Hass, Ärger, Gereiztheit und Stress.

Durch dieses Gefühl: Ich werde nicht angenommen, ich werde abgelehnt, entsteht eine immer dicker werdende Mauer. Ich reagiere dann mit Widerstand, es den Anderen heimzahlen wollen, es den Anderen zu zeigen, mich zu rechtfertigen und zu beschweren.

Ich versuche klärende Gespräche zu führen, die meist eine Anklage sind. Diese Gespräche werden meist missverstanden. Diese Gespräche werden als Angriff verstanden. Mein Gegenüber hat eine völlig andere Sicht auf die Situation. Oder ich ziehe mich zurück, vermeide den Kontakt, habe regelrecht Angst vor Kontakten.

Denn es könnte ja wieder zu Verletzungen kommen. Es ist meist unmöglich, die eigene Sicht oder Verletzlichkeit klar zu definieren.

Eine Möglichkeit könnte sein, die Situation von höherer Warte aus zu betrachten. Wenn ich es nun schaffe, mich selbst und die anderen aus einem neuen Blickwinkel zu sehen, könnte sich die Situation entzerren.

Wie komme ich jetzt in diese Sicht?

Eine Möglichkeit ist diese:

Schau dir einen Liebesfilm an. Mich hat hier immer wieder der Film „Die Dornenvögel“ inspiriert.

Beim Fernsehen haben wir Zuschauer ja die Sicht von außen auf die Gefühle aller Beteiligten. Wir haben den Durchblick! Als Zuschauer können wir immer genau sagen, wer sich wie verhalten sollte.

Wende diese Sicht bei deiner Familie, deiner Beziehung oder einer anderen schwierigen Situation an. Du wirst sehen, jeder einzelne Mensch möchte verstanden werden, möchte geliebt werden. Die meisten lassen es aber nicht zu. Es werden Umwege gewählt, es werden Ausreden gebraucht usw. Im Film „Die Dornenvögel“ ist überdeutlich zu erkennen, wie sich die Sehnsucht nach Liebe durch Generationen zieht. Schau mal von oben auf deine Familie, deine Beziehungen und deine Sichtweisen werden klarer werden. Fühle Dankbarkeit und öffne dein Herz und du wirst mit der Zeit die Liebe fühlen.

Wie bei einem Liebesfilm im Kino, wo die Tränen plötzlich fließen. Wir fühlen mit, wenn wir die Zusammenhänge plötzlich verstehen und mitfühlen.

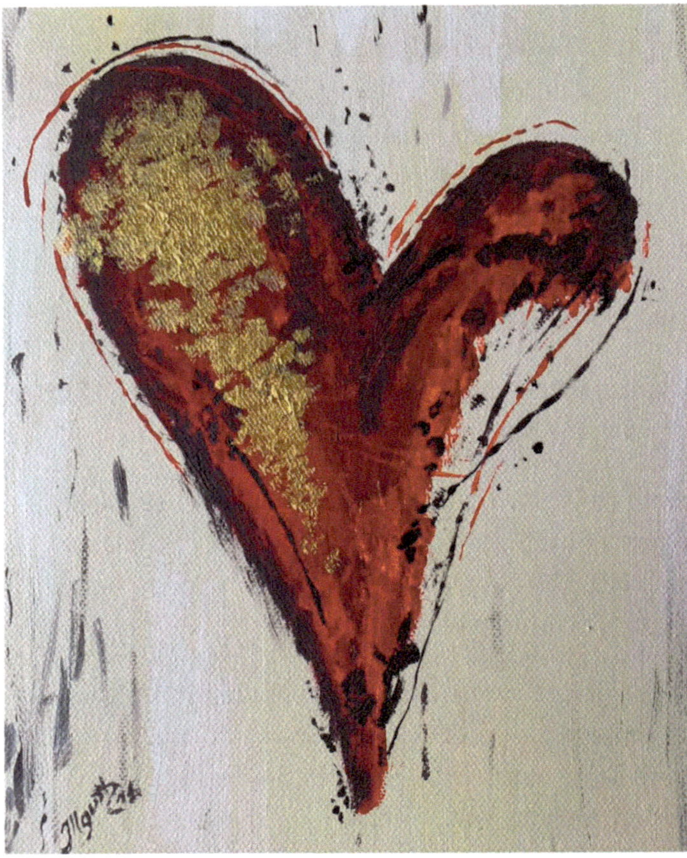

Kapitel
14

# FRIEDEN FINDEN MIT DIR UND DEINER FAMILIE

Was bedeutet dir Familie?

Mir ist bewusst geworden, wie wichtig mir meine Familie ist, nachdem ich verstanden habe, dass ich mir diese Familie selbst ausgesucht habe.

In meiner Ursprungsfamilie war nicht viel Frieden. Meine Mutter mochte die Familie meines Vaters nicht und umgekehrt war es genauso.

Es hieß immer: meine Familie – deine Familie, es wurde verglichen und verurteilt.

Genau deshalb ist mir so bewusst, was es heißt, mit sich selbst und der Familie im Frieden zu sein. Die Familie ist der Kern unserer Gesellschaft. Wenn wir es schaffen, in den Familien Frieden zu haben, können wir den Frieden auf der Welt auch haben.

Meine Gedanken dazu:

Ich bin Frieden. Ich liebe mich.

Ich habe mir dieses Leben ausgesucht.

Ich habe mir diese Eltern, diese Familie ausgesucht. Ich habe mir mein Lebensthema „Frieden mit mir und meiner Familie“ ausgesucht.

Ich bin der Schöpfer meines Lebens.

Ich bin voller Dankbarkeit für dieses Leben, für meine Eltern, Großeltern – alle Ahnen.

Diese Familie wird immer größer, je länger ich darüber nachdenke.

Was für eine Chance – mit dieser Familie zu wachsen. Diese Welt zu verändern.

Und ich habe mir dies ausgesucht, gewählt.

Ich hatte eine Wahl – wie schön ist denn dieser Gedanke!

Genau diese Eltern, diese Familie!

*– Hier wird mir nicht jeder zustimmen, das ist mir schon bewusst –*

Ich gehe in diesen Gedanken aber trotzdem mal weiter: Ich kann all diese Erfahrungen nutzen. Alles was diese, meine Familienmitglieder – alle Ahnen – gesammelt haben.

Was für ein Schatz. So habe ich das bisher noch nie gesehen.

Immer wieder hören und lesen wir, „lass die Vergangenheit los, vergiss deine Vergangenheit.“

Hier sind so viele Verletzungen und so viele Zurückweisungen, die dich belasten. Lass los.

Aber hier sind auch ganz viele wertvolle Erfahrungen, die ich nutzen kann, auf die ich aufbauen kann.

Diese Vorfahren haben angefangen etwas für ihre Familie aufzubauen – wir dürfen weiter daran bauen, wir dürfen verbessern, Neues hinzufügen usw.

Hier ist die ganze Liebe der ganzen Familie.

Im Moment, wo ich dies nun schreibe, fühle ich diese Liebe. Es kribbelt im ganzen Körper.

Meine Familie ist meine Familie, ich habe nur diese eine. Ich bin so unendlich dankbar für mein Leben und meine Familie.

Was bedeutet diese Dankbarkeit?

Dankbarkeit für meine Eltern, für diese Familie.

Wenn du mir zustimmen kannst, dass du dir diese, deine Eltern ausgesucht hast, dann können wir diese Reise gemeinsam gehen. Spannend wird es schon, wenn du in deine Kindheit zurückgehst. Welche Gefühle kommen dabei hoch? Miteinander fühlen.

Diese wunderbaren Gedanken auf das Wesentliche bringen uns weiter.

Diese Gedanken und Gefühle können die Welt verändern. Es ist sicher inzwischen vielen Menschen bewusst, dass unsere Gedanken und Gefühle unsere Realität erschaffen.

**Hier erkennen wir in diesem Moment unsere Macht. Unsere Gedanken und Gefühle so einzusetzen, dass sich auf dieser Welt etwas, nein nicht nur etwas, sondern ALLES zum Besten wenden kann.**

Wo Liebe und Frieden zuhause sind, da ist auch Gesundheit. Ein gesunder Geist lebt immer in einem gesunden Körper und umgekehrt. Das hört und liest sich alles so wunderbar, aber in wie vielen Familien gibt es keine oder zu wenig Liebe, keinen Frieden; man kann sogar sagen, es herrscht Krieg.

Hier, genau hier, setzt meine Arbeit an, meine Vision.

„Frieden finden in dir selbst und mit deiner Familie".

Ich möchte die Welt besser machen.

Ich möchte auch deine Welt besser machen. Lass uns gemeinsam die Welt auf den Kopf stellen.

Wo möchtest du gerne sein? Wie möchtest du gerne sein? Welchen Sinn suchst du? Denn Sinnhaftigkeit hilft dir kreativ zu sein.

Wenn du über meine Arbeit mehr erfahren möchtest, dann schau doch gerne auf meine Website: www.sieglindekloer.de

Nimm gerne Kontakt für ein kostenloses Erstgespräch mit mir auf: info@sieglinde-kloer.de

Ich freue mich riesig, genau von dir zu hören. Dieses Thema ist es wert, darüber zu sprechen.

Kapitel
15

# GENIALE ANLEITUNG, DEN IDEALEN PARTNER/ DIE IDEALE PARTNERIN ANZUZIEHEN

Hier findest du meine
6 Schritte zu deinem/r
Traumpartner/in

Fertige dir eine Wunschbeschreibung deines Partners bzw. deiner Partnerin an.

Du denkst jetzt vielleicht:

Ich schreibe auf, wie sollte er oder sie aussehen? Was sollte er oder sie beruflich machen?

Was will ich auf keinen Fall?

**Das, was du auf keinen Fall willst, solltest du auf keinen Fall aufschreiben.** Hier kommt das Gesetz der Resonanz ins Spiel. Denn alles was du auf gar keinen Fall möchtest, bekommst du sonst prompt geliefert.

**Du solltest dich fragen: Wie will ich mich mit meinem Traumpartner, meiner Traumpartnerin fühlen? Denn genau das ist es, was wirklich zählt.**

**Wenn ich meine Traumfrau / meinen Traummann hätte, wäre ich glücklich. Wenn ich mehr Geld verdienen würde, wäre ich glücklich. Wenn ich ein Haus am Meer hätte, wäre ich glücklich. usw ...**
Kommt dir das bekannt vor? Ich höre das bei meinen Kunden sehr oft.

Was verbindet diese Wünsche? Diese Menschen und Dinge sind noch nicht in deinem Leben, du vermisst sie. Es ist ein Mangeldenken, obwohl du dir all dies von ganzem Herzen und vielleicht auch schon sehr lange wünschst.

## Diese 6 Schritte sollen dir helfen

**1. Schritt: (und dies ist der wichtigste Schritt)**
**Erzähle deine Geschichte so, wie du sie erleben willst, wie du sie fühlen willst:**
Wenn du deine Wünsche, deine Geschichte weiterhin so erzählst, wie du sie jetzt hast, bekommst du immer mehr von dem, was jetzt schon ist. (Und das tust du wahrscheinlich fast den ganzen Tag lang, tagtäglich in deinen Worten, Gedanken und Taten).

z.B:. Ich hätte so gerne eine **richtig gute Beziehung**, aber wer will mich schon? Oder die **Männer sind alle schlecht, keiner ist wirklich treu**. Einen Mann der raucht und trinkt,

den will ich nicht. Ich sehe es ja bei meinen Freundinnen, sie sind alle nicht glücklich usw.
**Meine Freundin sollte nicht dick sein**, nicht zu erfolgreich sein, **nicht zu sehr klammern** usw. Dadurch bekommst du vom Universum das geliefert, was du denkst und sprichst.

Ganz bestimmt nicht deine/n Traumpartner/in.

Du solltest deine Geschichte so erzählen, wie du sie wirklich haben willst und was ganz wichtig ist, **du musst dich dabei gut fühlen**. Das Fühlen ist noch wichtiger, als das Denken und Sprechen.

Z.B. könnte deine Geschichte, dein Wunsch der wirklich guten Beziehung, deines Traumpartners/ Traumpartnerin so lauten:

***Ich lebe in einer wunderbaren Partnerschaft mit meiner Traumfrau/meinem Traummann. Unsere Liebe ist leidenschaftlich, wir haben guten Sex miteinander und ich fühle mich zu jeder Zeit geborgen, sicher und geliebt. Wir führen wunderbare Gespräche, wir haben sehr viel Spaß miteinander. Wir haben sehr viele gemeinsame Interessen, wir reisen gerne, wir machen lange Spaziergänge und natürlich Pläne für die Zukunft.***
***Wir werden in einem Haus oder einer Wohnung leben, in dem wir uns sehr wohlfühlen. Außerdem ist es groß genug, falls wir Kinder haben. Es gibt einen großen Garten und nette Nachbarn. Schmück es aus, wie du es wirklich haben willst – und fühl dich so.***

Wenn du es so ausdrückst, wird deine Traumfrau/dein Traummann automatisch so aussehen, wie es für dich genau richtig ist, du brauchst es nicht zu beschreiben.

Denn dadurch, dass dein Gefühl, die Beziehung so wunderbar beschreibt, kann es gar nicht anders sein.

### 2. Schritt

**Setze kein Zeitlimit!**

Auch wenn viele dir sagen, setze bei Wünschen und Zielen ein Zeitlimit, ich sage dir, es ist falsch. Das Universum weiß besser, wann der richtige Zeitpunkt für deine glückliche Beziehung gekommen ist.

**Bring all deine Wünsche zum Ausdruck**, so als ob du es schon hättest. Setz kein Zeitlimit. **Lebe im Vertrauen**, dass es genauso kommen wird.

Sage dir: Wann und wo ich diesem/r Traumpartner/in begegne, weiß ich nicht, **aber ich weiß, dass dies in der für mich richtigen Zeit geschieht**. Sei offen dafür, dass dir dein Partner/deine Partnerin begegnet. Fühle dich so, als ob es schon geschehen sei.

### 3. Schritt

**Achte auf deine Gedanken und Worte. Das Gesetz der Anziehung funktioniert immer.**

Beachte bitte, wenn du immer das denkst und sprichst, was du hast (und das wird meistens etwas sein, womit du **nicht** zufrieden und glücklich bist), dann bekommst du immer genau das Gleiche (was du nicht möchtest). **Wenn du etwas anderes, also etwas Besseres haben möchtest, (deine Traumfrau/deinen Traummann)** musst du zwingend etwas **anderes** denken und sagen. Und dich genauso fühlen, als ob es schon da wäre.

## 4. Schritt

**Achte auf deine Gefühle.**
**Dein Gefühl ist das aller, aller Wichtigste!!!**

Wie als Kind vor Weihnachten, wenn du deinen Wunschzettel geschrieben hast. Du warst dir sehr sicher, deine Geschenke auch zu bekommen. Du warst voller Vorfreude. So ähnlich kannst du dir das vorstellen. Und dann, so tun, als ob es schon da wäre: Wie würdest du dich fühlen, wie würdest du leben, was würdest du sagen?

Also schreib deinen Wunschzettel für deine Traumfrau/ deinen Traummann.

Öffne dich für Wunder und halte die Augen offen. Viel Spaß beim Erschaffen deiner glücklichen Beziehung!

## 5. Schritt

**Die Verhinderer**

In deinem Unterbewusstsein könnte es Stimmen geben, die sagen: Wenn ich nun meinen Traummann/meine Traumfrau gefunden habe, dann – habe ich weniger Zeit für mich – muss ich alles teilen – werde ich vielleicht betrogen – kann ich nicht alles selbst entscheiden – usw.

Oder: Bin ich überhaupt liebenswert? – wer will mich schon? – bin ich erfolgreich genug? – kann ich meinem Liebsten/meiner Liebsten genug bieten?

Dein Unterbewusstsein nimmt dies sehr ernst. Und dort wirken diese Verhinderer. Werde dir dessen bewusst, löse es auf.

## 6. Schritt

**Deine Selbstliebe**

Wenn du dich selbst nicht lieben kannst, bist du unfähig, jemand anderen zu lieben. Viele Menschen begehen den Fehler, die Liebe zu sich selbst, durch die Liebe zu einem anderen zu suchen. Natürlich ist den Menschen nicht bewusst, dass sie das tun. Es ist kein bewusstes Bemühen. Es spielt sich tief im Unterbewusstsein ab.

Du denkst: Wenn ich andere lieben kann, dann werden sie mich auch lieben. Dann werde ich liebenswert sein und ich kann mich auch selbst lieben. Umgekehrt gibt es viele Menschen, die sich selbst hassen, weil sie das Gefühl haben, dass es niemanden gibt, der sie liebt. Ganz gleich, wie viele Menschen ihnen sagen, dass sie sie lieben, es ist nie genug. Erstens glauben sie es nicht. Sie denken, dass sie manipuliert werden.

Zweitens, wenn sie es über sich bringen, zu glauben, dass sie geliebt werden, fangen sie sofort an, sich zu sorgen, wie lange sie sich diese Liebe erhalten können.

Um die Liebe zu erhalten, beginnen sie damit, ihr Verhalten zu ändern.

So können sich zwei Menschen buchstäblich in einer Beziehung verlieren. Sie gehen eine Beziehung ein, in der Hoffnung, sich selbst zu finden und verlieren sich stattdessen. So waren Beziehungen nie gedacht.

**Ich unterstütze Menschen dabei, Klarheit und Harmonie in ihre Beziehungen zu bekommen und Blockaden aufzulösen, die sie an glücklichen Beziehungen hindern.**

Kapitel
16

# WORKBOOK

## Die ersten 4 Schritte auf deinem Weg zum „Glücklich sein“

Zum Einstieg, damit du deine Gefühle besser kennen lernst.

Es ist möglich, dass du hiermit bereits eine tiefere Einsicht darüber bekommst, was dir fehlt, und was du gerne haben möchtest.

Einige Fragen, die du dir stellen solltest:

- Was macht dir Angst oder Stress?
- Fühlst du dich unglücklich?
- Fühlst du dich traurig oder wütend?
- Bist du immer müde und antriebslos?
- Ist es deine ungewisse Zukunft?
- Ist es deine verzwickte Beziehung?
- Wo geht der Weg hin?
- War das jetzt schon alles?
- Was darfst du erwarten?

- Was darfst du dir wünschen?

Ist es, weil du einfach nicht weißt, bzw. ausdrücken kannst, was du wirklich willst? Welche Glaubenssätze hindern dich daran dein Leben zu leben, deinen Weg zu gehen?
Was hast du mitbekommen von deinen Eltern?

- Ich muss hart arbeiten.
- Ich muss mich unterordnen.
- Ich muss für meine Familie sorgen, immer erst die anderen, dann ganz lange nichts und dann irgendwann, wenn ich fast zusammenbreche, dann komme ich!

Kennst du das?

Als Kind habe ich mich oft gefragt, warum reden die Erwachsenen nicht miteinander. Es herrschte häufig eine sehr bedrückende Stimmung. Ich traute mich nicht, etwas zu fragen, aber ich wusste auch nicht, was los war. Es war nicht greifbar. Es lag in der Luft. Ich fühlte mich ohnmächtig, handlungsunfähig. Ich konnte mir nicht erklären, warum meine Mutter die Familie meines Vaters nicht besonders mochte und umgekehrt auch. Als Kind nimmt man die Situationen an, wie sie sind, weil man nicht verstehen kann, warum das so ist. Und man liebt seine Eltern und folgt. Ich wusste auch nicht, wie es anders sein könnte, weil ich nichts anderes kennengelernt hatte.

Und später in der eigenen Familie: Ich habe viele Jahre wie unter einer Glocke gelebt. Ohne Freiraum, ohne zu wissen, was ich wirklich will. Ich habe viele Jahre funktioniert, aber nicht richtig gelebt. Ich kann nicht sagen, dass ich wirklich unglücklich war, aber glücklich war ich auch nicht. Es war wieder nicht richtig greifbar. Es war einfach schwer, ich war immer müde und lustlos. **Ich habe mich dann gefragt: War das alles, oder gibt es doch noch mehr?** Mit Mitte 40 habe ich dann nach Möglichkeiten gesucht, dies zu verändern, und ich habe die Lösungen gefunden. Heute bin ich wirklich glücklich.

**Komm heraus aus deiner Glocke und lebe dein Leben!**
**Wenn ich das kann, kannst du das auch.**
**Jetzt bist du an der Reihe, dein Leben zu leben!** Ein anderes Leben, liebevollere Beziehungen in deinem Leben, das leichte Leben.

Schwer war es lange genug.

Du bist der einzigartige Mensch mit dem Mut zur Veränderung, mit dem Mut einen anderen Weg zu gehen, um sich das leichte Leben und das unwiderstehliche Glück zu holen!

Wenn es dir gut geht, geht es der Familie auch gut. Und das geht schneller und leichter, als du dir vorstellen kannst!

Es ist ein Weg, dein Weg, den du gehen darfst! Gib dir selbst die Erlaubnis.

### 1. Schritt - Was ist

Mach dir Notizen – alles was du schriftlich machst, wird klarer. Was ist der Grund für deine Angst, für deinen Stress, für dein Unglücklichsein?

Wie fühlst du dich dabei? Welche Gefühle kommen hoch?

Was fehlt dir, was vermisst du?

Wer ist an dieser Situation beteiligt?

**Was deine Gedanken mit deinen Gefühlen anstellen.**
Setze dich ruhig hin, schließe deine Augen und lege deine Hände auf deinen Bauch.

Denk nun: „Das Leben ist ein Kampf"

Wie atmest du bei diesem Gedanken? Wie fühlt sich dein Bauch an?

Atme jetzt einmal tief durch, öffne kurz die Augen und schließ die Augen wieder. Denk jetzt: „Das Leben ist leicht"

Wie atmest du bei diesem Gedanken? Wie fühlt sich dein Bauch bei diesem Gedanken an?

Wenn du angenehme, positive Gedanken denkst, kommen positive Gefühle dazu. Dann bist du immer auf dem richtigen Weg.

Wenn du unangenehme, negative Gedanken denkst, kommen negative Gefühle dazu. Dann bist du immer auf dem falschen Weg.

Die Gefühle sind dein Navigationssystem, auf das du dich immer verlassen kannst. Nutze dein Navigationssystem, dein Bauchgefühl, so oft wie möglich.

## 2. Schritt - Das Gefühl erkennen

**Das Gefühl ist der wichtigste Punkt.**

**Gefühle sind eine Art Frühwarnsystem.** Wenn wir diese ignorieren, wird der Körper lautere Signale senden. Wenn wir nichts verändern, bleibt der Seele nur die Möglichkeit lauter zu werden, es kommen körperliche Symptome dazu, wie z.B. Schmerzen.

Deine Gefühle stehen auch in Verbindung mit deinen Organen.

- Die Angst mit den Nieren.
- Die Unsicherheit mit der Blase.
- Der Frust mit Galle.

- Die Wut mit der Leber.
- Die Traurigkeit mit der Lunge.
- Die Verletzlichkeit mit dem Herzen.
- Die Sorgen mit dem Magen.
- Mangel an Selbstbewusstsein mit der Milz.
- Der Starrsinn mit dem Dickdarm.

Es ist immer dein Gegenüber oder eine bestimmte Situation, wie z. B. der missbilligende Blick, das vorwurfsvolle Wort, die Kritik, wo rauf du entsprechend mit Emotionen, wie Stress, Angst, Wut, Traurigkeit, Verletzlichkeit usw. reagierst Dies sind Erinnerungen, auf die du reagierst. Es sind Situationen, die du als Kind erlebt hast, und die Gefühle dazu hast du in deinen Zellen abgespeichert. Wenn nun ähnliche Situationen in deinem Leben auftauchen, wirst du unbewusst daran erinnert.

Diese Menschen und Situationen sind deine besten Dienstleister, für die du Dankbarkeit empfinden darfst, da diese dir die Möglichkeit geben, hinzuschauen und zu erkennen, welche Emotion für dich dahintersteckt und was du heilen und verändern darfst.

### 3. Schritt - Anerkennung

Es ist notwendig, erst hinzuschauen und zu sagen: „Ok, das ist so, ich akzeptiere, dass es jetzt im Moment so ist.“ Denn nur, wenn wir eine Situation akzeptieren, können wir eine Veränderung vornehmen.

Solange du nicht akzeptierst, lebst du im Widerstand zu dieser Situation.

Und Widerstand bedeutet, dass du mehr Stress oder mehr Angst bekommst. Und die willst du ja schließlich loswerden.

### 4. Schritt - Dankbarkeit

Nimm deine Notizen zur Hilfe und schreib auf, für was du dankbar sein kannst. Bei all dieser Belastung gibt es ganz bestimmt einige Aspekte, für die du dankbar sein kannst.

Diese Dankbarkeit zu erkennen und anzuerkennen, ist etwas sehr Wichtiges und Wertvolles, um aus diesen sich kreisenden Gedanken herauszukommen.

Und mit der Anerkennung und Dankbarkeit bist du in der Lage, die Situationen in einem anderen Licht zu sehen und auch zu verändern.

So, nun bist du schon ein gutes Stück auf deinem Weg weitergekommen. Ich gratuliere dir. Geh jetzt zurück zu Kapitel 10 „Komme mit deinen Gefühlen ins Gleichgewicht.

# NACHWORT

## Was kommt nun?

Nun, da wir am Ende unserer Reise angekommen sind, möchte ich dir ganz herzlich danken.

Ich danke dir für deine Offenheit und deinen Ehrgeiz. Du hast diesen Ratgeber durchgearbeitet, bist selbst in die Tiefe gegangen. Du hast sicher einige Blockaden gefunden und auch aufgelöst. Viel Dankbarkeit gefühlt und sicher auch einige Tränen vergossen.

Jetzt bin ich mir sicher, dass wir beide, du und ich, etwas gemeinsam haben: den Glauben an die Liebe und das Glück. Alles ist möglich, wenn wir gemeinsam neue Wege gehen, im Denken und Fühlen. Dafür danke ich dir.

Sei nicht ungeduldig mit dir. Geh mit diesen Übungen immer weiter. Es dauert sicher eine Weile, bis du Ergebnisse verspürst. Auch ich habe meine Zeit gebraucht, das kann ich aus meinen Erfahrungen sagen. Es geht aber immer ein Stück weiter und die Erfolge werden immer größer. Du wirst immer schneller in der Lage sein, deine Energie zu erhöhen und auch zu halten. Und dies ist ein wunderbares Gefühl. Selbst in der Lage zu sein, zu bestimmen, wie du dich fühlen willst. Wenn du diesen Weg noch weiter mit mir gehen möchtest, dann würde ich mich darüber sehr freuen.

Schreib mir gerne eine Mail mit deinen Wünschen ans Leben: info@sieglinde-kloer.de oder schau auf meiner Website vorbei www.sieglinde-mentaltraining.de

Diesen Ratgeber habe ich für unsere Tochter Sonja geschrieben. Sie hat sich immer eine Gebrauchsanweisung für das Leben gewünscht. Ich danke ihr von Herzen für ihre Hilfe und den Ansporn, zu schreiben.

Ich möchte mich auch bei allen Menschen bedanken, die mich auf meinem Weg begleiten und mich in meinem spirituellen Wirken unterstützen.

Im Besonderen möchte ich mich bei meiner Familie bedanken, die mich von Anfang an unterstützt und an mich geglaubt hat. Vielen Dank an meinen Mann, für seine Liebe und seine Geduld mit mir.

Als Dankeschön für dein Interesse möchte ich dir etwas Besonderes schenken:

💫 **Zugang zu meinem Online-Kurs – Wert 79 €**

**„Emotionale Balance – innere Ruhe finden und neue Kraft tanken"**

Dieser Video-Kurs hilft dir, das im Buch Gelernte zu vertiefen, Emotionen besser zu verstehen und langfristig mehr Gelassenheit in dein Leben zu bringen.

👉 **Als Leser/in erhältst du 100 % Rabatt – also komplett kostenlos!**

So funktioniert's:

1. Scanne den QR-Code oben **oder** gehe direkt auf **https://www.digistore24.com/product/152673**
2. Gib im Bestellformular den Gutscheincode ein: **RABATT100**
3. Klicke auf **„Jetzt kaufen"** (keine Sorge, es wird 0 € angezeigt)
4. Genieße den Kurs und starte deine Reise zu mehr emotionaler Balance 🌿

*(Dieses Angebot gilt exklusiv für Buchleser/innen und kann jederzeit beendet werden.)*

Printed in Poland
by Amazon Fulfillment
Poland Sp. z o.o., Wrocław

64479006R10085